健康不走弯路

细节打造好身体

刘加勇 著

U0278530

中国人口出版社
China Population Publishing House
全国百佳出版单位

图书在版编目（CIP）数据

健康不走弯路：细节打造好身体 / 刘加勇著 . -- 北京：
中国人口出版社，2022.10（2023.1 重印）

ISBN 978-7-5101-7093-5

Ⅰ . ①健… Ⅱ . ①刘… Ⅲ . ①健康教育—中国—普及
读物 Ⅳ . ① R193-49

中国版本图书馆 CIP 数据核字（2022）第 180773 号

健康不走弯路：细节打造好身体
JIANKANG BUZOU WANLU: XIJIE DAZAO HAOSHENTI
刘加勇 著

责任编辑	江　舒
装帧设计	侯　铮　华兴嘉誉
责任印制	林　鑫　王艳如
出版发行	中国人口出版社
印　　刷	小森印刷（北京）有限公司
开　　本	880毫米 ×1230毫米　1/32
印　　张	7.25
字　　数	167 千字
版　　次	2022 年 10 月第 1 版
印　　次	2023 年 1 月第 4 次印刷
书　　号	ISBN 978-7-5101-7093-5
定　　价	49.80 元

电 子 信 箱	rkcbs@126.com
总编室电话	（010）83519392
发行部电话	（010）83510481
传　　真	（010）83538190
地　　址	北京市西城区广安门南街 80 号中加大厦
邮 政 编 码	100054

前　言

　　这是一本适合放在枕边床头的书，从人们日常生活的"衣、食、住、行"四个方面入手，为大家介绍了健康生活应注意的细节、常见疾病的预防、养生保健误区，还专门针对职场人士给出了健康指南。希望通过我的微薄之力，让大众在健康这条道路上少走弯路、不走弯路，让我们的生活更加美好。

　　说到本书的缘起，就要说到 2020 年 2 月 8 日。这一天发生的事情，让我在医生身份之外又增加了一个标签——所谓的"网红医生"。那天正是新型冠状病毒疫情暴发之初，我也跟很多人一样需要出门采购物资。作为专业医生的我，知道如何避免感染、做好自身防护，但广大群众却还缺乏科学的防护知识。于是，我就让爱人跟我一起去采购，全程用手机录制视频，视频取名为《全程录像：外科医生超市买菜，看他如何做到避免交叉感染》，并通过北京疤康公众号发布。没想到，该视频在公众号的阅读量近 3000 万，并被各大媒体转发。

　　这让我深刻地体会到了移动互联网的巨大力量，也被短视频的强大能量所震撼。于是我就走上了通过短视频进行健康科普的创作之路。这不但给我的工作增加了新内容，还让我亲身感受到了移动互联网的惊人力量，看到了诸如糖尿病、高血压等疾病高发的原因，了解到猝死院外救治成功率极低的原因，理解了"健康中国，科普先行"的重要意义，并让我意识到中国居民健康素养水平提升的重要性。

然而健康科普事业，任重道远，仅靠短视频是不够的。正当我开始思考是否能通过其他方式来做健康科普时，中国人口出版社的郭弘葳老师找到了我，对我的科普内容给予了高度评价，希望我把这几年的视频内容集结成册并加以完善，方便用户随时查找，起到切实提高居民健康素养的作用，也为中国人口出版社的健康科普推广尽点微薄之力。在此也特别感谢郭弘葳老师的邀请，鼓励我创作了这部科普作品，给了我这个可以帮助更多人的机会。

另外，本书的写作离不开几位朋友的帮助，他们帮我整理了资料、查阅了文献、梳理了书稿内容。他们是：刘倩、杜昊城、徐梦瑶。在本书付梓之时，我对他们的付出表示衷心的感谢！

由于本人能力有限，在书中难免有疏漏之处，恳请各位读者批评指正。

刘加勇

2022 年 10 月

目　录

健康不走弯路
——衣

一、如何穿衣更健康

二、如何洗衣更健康

健康不走弯路
——食

一、健康饮食的选择

二、饮食的误区

三、快乐吃饭，健康瘦身

四、食物能量表

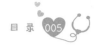

健康不走弯路
——住

一、盥洗室里的健康密码

二、厨房里的健康密码

三、卧室里的健康密码

四、健康家居密码

健康不走弯路
——行

一、户外出行秘籍

二、小动作，大健康

健康不走弯路
——早知道，早预防

一、健康早知道

二、疾病早预防

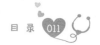

健康不走弯路
——职场人的健康作息表

健康不走弯路

——衣

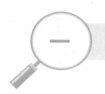 # 如何穿衣更健康

春夏秋冬如何穿衣，换季衣服如何整理

每当换季时，新一轮衣物的"改朝换代"也开始了。面对这些衣物，尤其是冬天的厚衣服，你是不是也会为如何整理而发愁？学会以下几个小妙招，就能轻松整理衣橱。

1. 断舍离

什么是断舍离呢？断：不买不需要的东西。舍：舍去多余的东西。离：脱离对物品的执着。简单地讲就是知道自己想要什么、不想要什么。

2. 清洗

第二步就是清洗。如果衣服有污渍或者霉点，一定要先清洗晾晒，然后再收纳起来。并且洗前需要清空衣物口袋，检查衣物是否有破损。洗衣服时要注意根据质地、颜色分类清洗，以免衣物缩水和染色。

3. 收纳整理

好的收纳方法可以节约很多空间。

【折叠】

①羽绒服：折叠收纳的时候先把拉链和扣子扣好，然后用最简

单的收袖平折的方法即可。为了保持羽绒服的蓬松和光滑，切记不要用真空压缩袋装羽绒服。这样虽然很省衣柜的空间，但是会破坏羽绒服的蓬松度。

②棉服：棉服外层材质没有特殊要求的，先将衣服里面翻出来，下缘向上折，然后将袖子叠在一起，再将帽子向下折一下，最后将衣服塞到里面，这样棉袄就叠好了。

【悬挂】

①羽绒服：羽绒服还是尽量选择悬挂的方式收纳。折叠很可能会破坏羽绒服的蓬松度。如果没有单独存放羽绒服的衣柜，可以在每件羽绒服上套上防尘袋，防止落灰。

②羊绒大衣：大衣最好的收纳方式就是悬挂，可以防尘，还能有效地防止大衣有折痕。而且大衣还比较容易吸水，所以应适当放一些防潮袋在衣柜里。

过敏体质者穿衣须知

衣服天天穿，但在我们天天穿的衣服中，有些可能会引起你的皮肤过敏。那么易过敏的人穿哪些面料的衣服可能会过敏呢？

1. 羊毛

别看羊毛衣物穿起来很漂亮，但它却是最常见的导致过敏的面料之一。很多人在穿过羊毛的衣服后皮肤会出现起红点、疹子等现象。如果你真的很喜欢羊毛衫，可以在羊毛衫里面加一件衬衫。

2. 涤纶

涤纶是一种很受欢迎的面料，现在很多衣服是用这种面料制成的，但要注意的是涤纶对皮肤会有一定的刺激，有一部分人穿上会产生过敏反应。

3. 氨纶

氨纶是一种弹性较好的合成纤维，所以经常被用来制作贴身衣物，也很容易导致皮肤过敏。

4. 尼龙

虽然尼龙在当下很受欢迎，但它同时也是合成纤维，也可能会引发皮肤过敏。

5. 人造丝

人造丝因为价格上的优势而成了丝绸的替代品，但是它容易引起皮肤过敏。

另外，新衣一定要洗后再穿，尤其很多服装的染料中含有刺激人体皮肤的化学成分，可能会使某些人产生皮炎。

棉质衣服和化纤衣服的区别

纯棉与化纤的面料是制作衣服的常见材质。那么棉质衣服与化纤衣服到底有什么区别？我们该如何选择呢？

纯棉面料是以棉花为原料生产出的，而化纤面料主要是由化学纤维加工而成的，又叫人造纤维。从性能上来说，纯棉面料的吸湿抗热性较好，穿着比较舒服；化纤面料跟纯棉面料相比，吸湿性较差，舒适性和手感也稍微差一点。纯棉面料我们用手捏一下后会有明显的褶皱，但是化纤面料手捏后一般是没有明显褶皱的，它还不容易变形、起球。

从舒适性方面考虑，纯棉比化纤的衣服穿着更舒适，尤其在选择一些贴身衣物时，应尽量选择天然材质的。从功能方面来说，纯棉的衣服比较吸汗，在一些对服装吸湿性要求比较高的场合可以选择纯棉面料。但如果在大量出汗的情况下，纯棉的衣服不容易干燥，这时候可以选择速干衣。速干衣的面料是 100% 聚酯纤维，特点是能将汗水快速地排到衣服外，并能快速蒸发掉水分，达到速干的效果，有利于保持皮肤清爽。所以说不管是纯棉衣服还是化纤的衣服，都有各自适合的场合，要根据自己的不同需求来选择。

如何有效消除衣服上的静电

在气候比较干燥的城市，尤其是秋冬季，毛衣或者化纤类的衣服起静电会让人苦恼和尴尬。以下这些方法可以有效解决起静电的问题。

1. 选对面料可以有效预防静电

不同的面料起静电的情况也不同。不想让衣服起静电，最直接的方法是选不容易起静电的面料。一般纯棉衣物不容易起静电，化纤成分越多越容易起静电，另外，羊毛含量比较高的衣物也特别容易起静电。所以在选择衣服的时候应该看看面料成分表。

2. 防静电柔顺剂

有一些衣服容易起静电，洗衣服的时候可以放一些防静电的柔顺剂，或者直接在衣服上喷洒专门的防静电喷雾，也可以自己制作一瓶防静电喷雾。制作方法是：用 1 ：30 的比例混合衣物柔顺剂和水，喷在有静电的衣服上，可以起到防静电的效果（在给高档衣物喷洒前请先咨询厂家）。

3. 选择皮制鞋底的鞋子

橡胶是绝缘材料，当其表面受到摩擦时，处于静止状态的电荷就会积聚而形成静电。由于皮革不像橡胶那么容易积聚电荷，所以皮制的鞋底比橡胶鞋底的鞋子更不容易产生静电。

4. 利用金属去静电

在穿衣服前，用金属衣架在衣服上迅速扫一扫，也可以消除静电，或者找一个金属别针别在衣服内，达到去除静电的效果，同时也可以避免衣服吸附在皮肤上的尴尬。

到底应不应该春捂秋冻

人人都听说过"春捂秋冻"这句话。那到底应不应该春捂秋冻呢？

春天天气开始转暖，但是早晨、晚上温度比较低，有时候还会出现倒春寒。这时候你不穿厚点儿，就容易感冒。所以气温低的时候"春捂"是有必要的。但是春天一早一晚气温低、中午气温高，穿多了可能会出汗，一出汗一收汗也容易感冒。所以春天这个季节，中午就要适当地减少衣服，不能"春捂"了。

秋天天气开始凉爽了，但是因为有"秋老虎"，所以可以不用着急添衣服，适当的"秋冻"是可以的。秋天和春天的气温规律差不多，也是早晚凉爽中午热。然而一场秋雨一场寒，遇到下雨天，气温会突然下降，这时候就要及时添衣了。如果此时还是一味地坚持"秋冻"，那就真会冻感冒了。

冷暖自知。热和冷只有你自己知道，加衣服还是减衣服要根据自己的体感温度来决定。该不该"春捂""秋冻"，因人而异，不可一概而论。

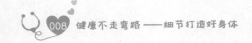

冬天需要捂头吗

头部的保暖特别重要。特别是年纪大的人，寒冷刺激容易诱发脑血管疾病。所以千万别为了省事儿或者感觉戴帽子不好看而不戴帽子。冬天戴帽子特别重要，年轻人也得注意，因为有的神经性头疼跟头部受寒有很大关系。特别是在北方，冬天出门一定要戴帽子，把头部保护好了，就能降低脑血管疾病发作的概率。

"老寒腿"是冻出来的吗

天冷了不穿秋裤，老了以后容易变成"老寒腿"吗？其实这样认为是不对的。

所谓的"老寒腿"就是关节炎。那些认为冬天穿得少容易得"老寒腿"的人，他们以为关节炎是受寒导致的，是寒冷刺激诱发的关节炎。其实这个结论是错的，顺序搞错了。关节炎跟年龄、体重、生活环境和体力劳动强度有关，大多是长期负重导致关节软骨磨损而引起的，不是冻出来的。

天冷穿少了就腿疼，是因为你有关节炎在先，而穿得少导致关节周围温度下降、血液循环减慢，就会引起腿疼或腿疼加重。

我来告诉大家怎么预防关节炎。

1. 控制体重，减少关节磨损。

2. 适度锻炼，如散步、游泳、骑自行车等。

3. 长期做体力活的人要注意休息。

4. 保护好自己的身体，关节外伤要及时处理。

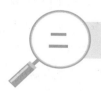

二 如何洗衣更健康

新买的内衣不能马上穿

新买的内衣不要因为它是新的就觉得干净。一件内衣从制作生产到包装运输，最后到你手里，经过了各种不确定的环境。工厂里的加工机器上有化工原料，打包、快递的过程中接触到灰尘、细菌……所以新买来的内衣一定要洗干净后再穿才健康。

内裤你穿对了吗

内裤是我们的贴身衣物，如果穿得不对，疾病就可能缠上你，并且很多妇科疾病都跟私处的卫生状况息息相关。还有很多人在清洗内裤的时候，难免会犯一些错误。

第一，脏内裤放在一边，长时间不洗。换下来的内裤放置的时间越久，细菌也就繁殖得越多。内裤隔夜再洗，甚至攒一堆一块儿洗，很容易导致细菌、真菌残留在内裤上，很难清洗干净。

第二，内衣内裤和其他衣物一起洗。这样很容易把其他衣物上的细菌传播到内衣裤上。

第三，重点部位洗的时候不揉搓。有的人觉得才穿了一天的内裤并不是很脏，所以洗的时候就随便揉两把，这样很难将内裤上的细菌、病毒、真菌等清洗干净。

内裤怎么洗才干净？

第一，别偷懒，一天换一次内裤，换下来的内裤要当天清洗。第二，内衣内裤跟别的衣服分开洗。最好有一个专门洗内裤的盆，手洗内裤，仔细搓揉重点部位。第三，洗内裤时可以加一点除菌液，比如用含有苯扎氯铵成分的除菌液泡一下再洗，可以起到很好的杀菌作用。

内裤怎么晒更健康？

内裤不仅在清洗方面要注意，在晾晒方面也要找对方法。

1. 阳光中的紫外线有杀菌、消毒的作用，可以使内裤干得更快，也更干净。但是一直把内裤放在外面暴晒也不好，容易被晒变形。应该让内裤暴晒 1 小时左右，如果还没干透，可以放到通风的地方，让其自然晾干。

2. 有很多人认为直接暴晒内裤里面能让紫外线给内裤消毒，但是这样也会使内裤更容易沾上灰尘、细菌、微生物等有害物质，穿的时候容易引起过敏，诱发各种皮肤炎症，甚至可能还会引起私处的疾病等。所以贴身内裤不宜把里面翻出来晾晒。

3. 内裤也不要不拧干就直接挂在衣架上。内裤过湿，上面的水一直滴个不停，会延长晒干时间，而潮湿的环境会助长细菌的滋生。所以，尽量把内裤拧干再晾晒。除了要把内裤晾在通风的地方，最好还要再用高温处理一下。可以用熨斗烫一下内裤，或者直接用烘干机把内裤烘干，没有烘干机的也可以用吹风机的热风吹一吹。

4. 内裤不仅要跟其他衣物分开洗，也要跟其他衣物分开晾晒，且不要触碰到其他衣物，避免二次污染。

内裤怎么选？

1. 内裤最好选纯棉质地的。因为一些化纤材料的内裤透气性不好，尤其是男性，如果穿了不透气的内裤，会使睾丸的温度升高，导致精子质量下降，长此以往会影响性功能或者生育能力。

2. 不要选择太紧的内裤。因为太紧的内裤容易跟尿道口或者肛门反复摩擦，使细菌更容易进入人体，引起妇科或者泌尿系统的感染。

3. 内裤的颜色最好选浅色的，尤其是女性。因为一些异常的分泌物是妇科炎症的表现，深颜色的内裤会让我们不容易分辨分泌物的颜色，错过这些异常表现给我们的提示。

4. 建议一条内裤穿 6 个月就扔掉换新的。

衣服如何清洗和除菌

洗过的衣服，有时候还是会有异味，甚至穿在身上还起疹子、痘痘。你的衣服真的洗干净了吗？

我们平时穿的衣服有肉眼可见的污渍并不可怕，许多看不见的细菌和真菌留存在我们的衣服上，才是需要格外注意的。

那怎么解决呢？第一，内衣内裤一定要跟其他衣服分开洗，避免病毒、细菌的交叉感染。第二，洗衣服的时候除了洗衣液，还可以放一些含有苯扎氯铵成分的除菌液（手洗内衣裤以后，也可以加一点，泡一下）。创可贴中间那个方块儿，里面就含有苯扎氯铵。苯扎氯铵还经常用于手术前的皮肤消毒、手术器械的消毒等，安全性不用担心。

健康不走弯路
——食

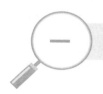

一 健康饮食的选择

鸡蛋每天吃几个好

鸡蛋是营养丰富的食物，富含优质蛋白质、卵磷脂、胆固醇和维生素等，可以增强记忆力，保护视力。但是近年来有传言说鸡蛋胆固醇过高，不能吃太多。那么一天吃几个鸡蛋最好呢？

第一，我们要了解鸡蛋的营养成分。一个 50 克左右的鸡蛋，里面约有 7 克的蛋白质，6 克脂肪，82 千卡热量。鸡蛋的氨基酸比例符合人体生理需要，很容易被吸收，其中的卵磷脂，能够增强记忆力。除此之外，鸡蛋还含有维生素 A、维生素 E，以及磷、锌、铁等物质，所以鸡蛋是"理想的营养库"，并且这些营养成分都很容易被人体吸收。

第二，血液中胆固醇水平和摄入的脂肪含量、人体活动水平等因素有关，与每日摄入的胆固醇关系不大。50 克的鸡蛋含有 188 毫克的胆固醇，并且主要集中在蛋黄部分。为了满足不同人群的营养需要，又不造成营养过剩，不同人群的鸡蛋食用量应有所不同。比如，老年人每天可以吃 1 个至 2 个，从事脑力或轻体力工作的青年和中年人每天可以吃 2 个，正处于发育阶段的少年和儿童每天可以吃 2 个至 3 个，而产妇、孕妇、乳母，每天可以吃 3 个，另外肥胖症和"三高"患者对胆固醇比较敏感，最好咨询医师后再吃。

第三，一天吃 2 个鸡蛋其实没有问题，但是胆固醇较高的人就要吃得更加谨慎，另外，蛋黄营养丰富，不要丢弃。

鸡蛋黄到底能不能吃

有的人不喜欢吃鸡蛋黄，认为胆固醇高，这是个误区。《中国居民膳食指南》特别强调，吃鸡蛋一定要把鸡蛋黄吃了。

第一，蛋黄里的蛋白质含量比蛋清里的高。蛋黄里面还有卵磷脂和一些不饱和脂肪酸，还含有丰富的油酸，它对预防心脑血管疾病有很大的帮助。

第二，蛋黄里面的矿物质和维生素的含量特别高（如铁），蛋清里几乎没有。患缺铁性贫血的人可以多吃一些蛋黄。已添加辅食且对鸡蛋不过敏的婴儿一定要多吃蛋黄，大人可以把蛋黄弄成泥给孩子吃。因为有时候母乳的铁含量不够，蛋黄可以帮助补铁。中国有一项调查，调查了 50 万人，结果显示每天吃一个鸡蛋的人，比很少吃鸡蛋的人心脑血管疾病发病率降低了 11%。一天吃 1～2 个鸡蛋，对我们的身体有很大的好处。但是如果有人对鸡蛋过敏，那就不要吃了。

鸡蛋和牛奶一起吃到底行不行

经常有很多人问，鸡蛋和牛奶能一起吃吗？为什么会有这种奇怪的问题呢？牛奶、鸡蛋都是高蛋白食物，含有人体必需的营养。对人体有营养的东西，只要不过敏，为什么不能一起吃呢？确实也有对蛋白质过敏的人。如果你的体质确实不适合吃这些东西，那就尽量少吃或不吃。也不能因为你吃得不舒服，就认为所有人都不能吃。人和人的体质有差别，不能因为个别人不适合吃，就说这几个东西不能一起吃。还是那句话，不要人云亦云，自己要会独立判断和思考。

纯牛奶你买对了吗

市场上很多牛奶都不是纯牛奶：1. 奶味饮料不是纯牛奶。它里面奶的成分很低，水跟糖的比重很高，还有不少添加剂，也没太多营养。还在发育的孩子一定要少喝。2. 调制乳也不是纯牛奶。除了生牛乳，有的调制乳还加了白砂糖，就变成了甜牛奶，有的添加了奶油，就变成了浓牛奶，有的添加了碳酸钙，就变成了高钙奶。这些奶口感都很好，但都不是纯牛奶。

什么才是真正的纯牛奶呢？一般认为要符合如下条件：第一，配料表里只有生牛乳这一项。第二，蛋白质在每 100 毫升 3.0 克以上。第三，钙含量在每 100 毫升 100 毫克以上。这样的奶才是纯牛奶。第四，标准号为 "GB25190-2010" 或 "GB19645-2010"。

牛奶和豆浆哪个更有营养

很多人认为一定是牛奶更有营养。这个认知不一定对，得分开来看。如果为了补钙，肯定是牛奶营养价值更高。因为 100 克牛奶里边大都含有 100 毫克或更多的钙，而 100 克的豆浆里面平均才含有 5 毫克的钙。所以要想补钙，豆浆不如牛奶。但是如果你想补蛋白质的话，这两个基本差不多。因为无论是豆浆还是牛奶，每 100 克里面都含有 3 克左右的蛋白质。再看膳食纤维。我们都知道，膳食纤维特别有利于通便。如果是想补充膳食纤维的话，那牛奶就不如豆浆了，因为牛奶里边的膳食纤维是零，豆浆里边的膳食纤维含量是每 100 克里含有 1.1 克。如果你喝豆浆的时候也把豆渣一起都喝掉，那里边的膳食纤维含量会更高，而且豆浆里还含有大豆异黄酮，是天然的雌激素，对心脑血管有好处，可以美容养颜，有改善月经不调、预防骨质疏松的功效。

汉堡包是垃圾食品吗

对此，不能人云亦云。我们要从汉堡包的组成部分来看：面包补充碳水，肉补充蛋白质，肉外面这层油炸的部分能补充脂肪，生菜补充维生素。这些都是人体必需的营养成分，怎么能说它是垃圾食品呢？那为什么很多人把汉堡包当作垃圾食品呢？问题不是汉堡包，而是吃汉堡包时经常搭配的饮料。这些饮料大都是含糖饮料，碳水化合物含量高，而面包的碳水化合物含量也高，都是高升糖指数食物，长期这样吃肯定会出问题。所以汉堡包配甜饮料，这是不健康的吃法。

当然，虽说汉堡包不是垃圾食品，但要是每天都吃汉堡包，那也不健康。因为汉堡包里的蔬菜太少了，也很少有深色蔬菜。如果长期这样吃，人体就会缺维生素和矿物质。而且大部分汉堡包的面饼是精面做的，肉是油炸的，热量很高。如果天天当饭吃，不仅容易长胖，还容易引发糖尿病、心脑血管疾病。

怎么吃汉堡包才健康呢？

偶尔吃一次解解馋没问题。要是真喜欢吃，那就在家自己做。把面饼换成全麦面包，肉可以用水煮或者烤熟的，然后多加一点深色蔬菜，就能营养均衡又健康。

方便面是垃圾食品吗

方便面不是垃圾食品。方便面里面除了小麦粉就是棕榈油，还有一些蔬菜、调味品，这些都是人体需要的营养。

有人认为方便面是垃圾食品可能是因为下面三个原因。第一，它是油炸的，脂肪含量比较高。一般方便面的油脂含量为16%～18%，绝大部分是棕榈油。其实，棕榈油是世界三大植物油之一，没有危害，而且它里边的油脂含量比汉堡包要低一倍。第二，方便面里边一般都含有添加剂，而大部分人觉得添加剂不利于健康。其实这也是个误区，因为合格方便面里面的添加剂都是国家允许使用的，经过了严格的检测，对人体没有多大害处，我们可以放心吃。第三，就是丙烯酰胺的问题。我们都知道，淀粉类的食物在经过高温油炸以后会产生丙烯酰胺。但是，方便面里的丙烯酰胺含量对人的健康还构不成危害。还有人说，面桶里面这个蜡吃了不好，会在胃里形成一层蜡膜。这根本就毫无科学根据。面桶最里边那层膜的材料是聚乙烯。它的最低熔点高于100摄氏度，所以用开水泡肯定没问题，但是别用微波炉，也别用明火

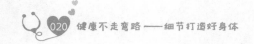

直接加热泡面桶。如果有条件,最好还是把泡面取出,用锅煮一煮。煮的时候加点新鲜蔬菜,加个鸡蛋,加几块肉,这样营养就更均衡了。

秋天的第一杯奶茶,小心中毒

有一种食物,如果食用时处理不当,容易造成食物中毒,严重的甚至可能致死!那就是木薯。很多人喜欢喝的奶茶里面的珍珠,就是木薯粉做的。木薯为何会引起中毒?

其实,木薯分为甜木薯和苦木薯(甜木薯表皮为红褐色,苦木薯表皮为灰褐色)。

它们都含有一种物质——氰苷。氰苷在人体内消化时会产生有剧毒的氢氰酸,这就是导致食物中毒的元凶。其中,苦木薯含有更多的氰苷,味道发苦,这种木薯不能直接作为食物。但是苦木薯淀粉含量高,一般会被做成木薯淀粉。在制作过程中,苦木薯会经历去皮、破损、高温等过程,使氢氰酸的含量被大大降低,因此奶茶里的珍珠才不会有毒。甜木薯相比苦木薯,氰苷的含量低一些,但是,如果处理不当或者直接食用,也可能会造成食物中毒。

该如何给木薯去毒?

木薯毒性大,生吃 150 克就可能导致中毒身亡,但也不是完全没有办法对付这种毒。木薯的氰苷主要在皮里,加热会让氢氰酸挥发。因此,我们可以采取以下方法为其脱毒。

1. 剥掉外皮;

2. 清水反复浸泡;

3. 切小块、煮熟食用（煮 10 分钟以上）；

4. 小孩、老人和孕妇不吃木薯做的食物。

生活中不只是木薯，一些果仁也含有氰苷，如苦杏仁、桃仁、枇杷仁、樱桃仁、李子仁等。这些食物也容易引发中毒，所以，这些含有氰苷的果仁，吃的时候也要和木薯一样进行处理。

木薯中毒该如何处理？

木薯中毒后通常会有以下症状：口中苦涩、流口水、头晕头痛，然后呼吸急促、困难，严重的会四肢冰凉、无力，甚至昏迷。如果不幸中招，一定要立刻去医院，进行催吐、解毒等治疗。

反式脂肪酸：很可能天天都在吃的垃圾食品

吃什么最容易长胖？是米饭、馒头还是火锅呢？都不是。最容易让人长胖的是反式脂肪，也叫反式脂肪酸。常见的天然脂肪吃下去后，代谢需要 7 天，反式脂肪吃下去后，代谢往往需要 60 天以上。长期吃人工反式脂肪酸，容易导致发胖、长肚子，甚至形成血栓，引起冠心病，还会影响胎儿和孩子发育，降低人的记忆力，影响生育能力。美国食品药品监督管理局早就把人工反式脂肪酸从安全食物表中去除掉了。所以不吃人工反式脂肪酸已经不是什么营养学问题了，而是食品安全问题。

哪些是反式脂肪酸呢？我们在购买食品的时候一定要看配料表里面有没有它，如果有，尽量不要买。比如，氢化植物油、精炼植物油、动植物混合油、固体菜油、人造酥油、起酥油、雪白奶油、代可可脂、植脂末、氢化棕榈油、奶精等，全部都是反式脂肪酸的

"马甲"。很多人吃了根本就不知道。所以我们在购买食品的时候，一定要留意包装上面的成分表，如果有反式脂肪酸的话，最好不要买。一些糕点、零食、爆米花、油炸食品等，为了降低成本和延长保质期，商家有可能会使用氢化植物油，或者反复使用的油。反复使用的油也会含有大量的反式脂肪酸。

所以少在外面吃饭，多在家里自己做。跟家人一起吃顿饭，和和睦睦地，才有家的味道，有生活的味道。为了家人的健康，让我们远离反式脂肪酸吧。

食品添加剂到底有没有危害

先来说说防腐剂。我们国家针对食品防腐剂，制定了严格的使用标准，包括使用范围和安全剂量。一种防腐剂要在无数种有防腐效果的物质当中脱颖而出，成为被批准使用的"法定防腐剂"，这背后肯定有着无数有关毒理、代谢的研究来作为安全性支持。

再说说食品添加剂。很多人都觉得食品添加剂不是好东西，希望"零添加"，也有一些人觉得"天然"比"人工合成"更安全。其实，有些食品添加剂加了反而比不加好。比如一些营养强化剂，包含人体所需的多种维生素、氨基酸和矿物质。你能说这些添加剂不好吗？还有些食品添加剂本来就是天然成分，对健康没有危害。当然，不论"人工的"还是"天然的"，添加剂的安全性都要接受科学的检验。即使天然的植物、动物、酶制剂在自然界中也会受到污染。比如，植物有病虫害问题，还有化肥农药残留问题，如果加工工艺不过关，其中的有害成分也会污染食品。

那些关于"食品添加剂"有毒、有害，甚至致癌的谣言，很可能是部分人利用我们追求健康的心理，为达到自己的目的而传播的。在一些类似"为家人转发"的谣言当中，列举了一堆添加剂，说这个是从石油中提炼出来的，那个是以虫子为原料加工的，这个又是化学合成的……然而这些说法大都根本没有根据。

我国法律规定，所有食品生产过程中使用的添加剂，都必须在配料表中列出。而合法合规的食品的标签上列出的添加剂，都是国家允许使用并且安全无害的。当然，任何东西吃多了都不好，想要营养均衡，就得各类食物搭配着吃。

教你一眼识别瘦肉精

瘦肉精是一类药物，常见的就是莱克多巴胺，主要有肾上腺素类、β 受体激动剂等。这类药物一般会加在猪的饲料当中，让这些猪肉脂肪含量减少，提高瘦肉率。但是用了瘦肉精的猪肉会有药物残留，特别是在内脏。瘦肉精吃多了以后容易引起急性中毒，会出现心慌、四肢颤抖等，严重的还可能会导致染色体畸变，甚至可能诱发恶性肿瘤。

瘦肉精早在 2002 年就被国家明令禁止使用，但至今仍然还有个别不法养殖户在使用，真的让人非常气愤。那怎么辨别肉里边是否有瘦肉精呢？

第一点，看颜色。含瘦肉精的猪肉的颜色都特别鲜艳。

第二点，看肉的脂肪含量。如果肉皮下面的脂肪层很薄，比如说可能还不到 1 厘米，而且瘦肉和脂肪中间甚至有黄色的液体渗出来，就要小心了。

第三点，看证明，就是看肉上面是否有检疫合格章。所以买肉的时候一定要留心观察，而且最好是去正规的市场购买猪肉，不然，一不小心就可能中招！

红肉和白肉，哪个更健康

你喜欢吃红肉还是白肉？你知道哪种肉吃了更健康吗？

常见的肉类中，比如猪、牛、羊、兔等哺乳类动物的肉，都属于红肉；鸡肉、鸭肉、鱼肉、虾肉等，都属于白肉。

红肉和白肉哪种更健康呢？

红肉肌肉纤维粗硬，脂肪含量相对较高，含有丰富的铁、锌和 B 族维生素，对预防缺铁性贫血是很有好处的。但红肉所含的饱和脂肪酸比例较高，吃多了会增加血液当中的低密度脂蛋白、胆固醇和甘油三酯，不仅容易引起动脉粥样硬化，诱发心血管疾病，还会增加胰岛素抵抗，增加患糖尿病的风险。即使是瘦肉，脂肪含量也不低。根据《中国居民膳食指南》建议，每人每天吃的畜禽肉应在 40～75 克，大概就是我们一个掌心这么多，而且尽量不要吃油炸和腌制的加工肉。

白肉的脂肪含量比红肉低，蛋白质和不饱和脂肪酸含量较高，对心血管健康有利。老年人和患有脂肪肝、心血管疾病的人应该多吃白肉，蒸、煮都行。白肉虽好，但不饱和脂肪酸容易产生脂质过氧化反应，从而产生自由基和活性氧等物质，对人体的细胞和组织可能造成一定的损伤，吃多了也可能增加动脉硬化的风险。所以白肉也不能没节制地吃，尤其痛风患者要少吃海鲜。

白肉能代替红肉吗？

如果你没有缺铁性贫血的问题，总体上来说是可以的。只要禽肉、鱼肉、蔬菜吃得比较均衡，人体也可以在这些食物中获得足量的铁。当然，只要你身体没问题，我建议红肉白肉搭配着吃，且红肉不超量，这样才更健康。

撸串会致癌吗

烤串中确实含有苯并芘和杂环胺等致癌物，但并不多，偶尔吃一点没事。还是那句话：抛开剂量谈毒性那就是"耍流氓"。要知道，烤串里的致癌物还没抽一支烟多。你真怕得癌症，就把烟戒了吧。但是要记住，吃烤串尽量选择电烤的，而且烤煳的就别吃了，也别吃太烫的，同时还可以吃点新鲜的水果蔬菜，"对冲"一下。

火锅吃太多，当心得痛风

火锅吃太多会得痛风，你知道吗？

涮一次火锅所摄入的嘌呤要比一顿正常餐食摄入的嘌呤高数倍甚至数十倍。

很多人在吃火锅的同时喜欢喝酒，尤其是啤酒。酒精会在体内分解产生乳酸，并抑制尿酸的排出，使血尿酸增加。痛风的发生率

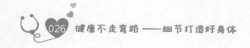

因此而增高。

如果你有痛风但又特别爱吃火锅，应做好以下 6 点。

1. 尽量少吃动物的内脏以及海鲜。

2. 尽量将菜和肉分开来涮。因为菜的吸附能力很强，如果涮过肉的汤用来涮菜的话，菜会吸附汤里面的嘌呤、脂肪等物质。所以分开来涮更健康。

3. 食材的选择也应以素食为主，搭配少量肉类。尽量选择清汤锅底。

4. 吃火锅的时间不要太长，最好控制在一个小时以内。因为时间一长，汤汁浓缩，汤中的亚硝酸盐和硝酸盐的含量会明显增加。

5. 选择清淡的蘸料。蘸料味道重会加大食欲，导致各种食物摄入量增加。

6. 吃火锅时，不要喝酒。

剩菜到底有没有危害

很多人问我：剩菜到底能不能吃？吃了有没有危害？这要看你剩了什么菜，剩了多长时间，以及你是怎么处理的。

我们要判断剩菜到底能不能吃，首先要明白为什么都说剩菜有危害。这是因为蔬菜里面含有硝酸盐，放置时间久了以后，细菌大量繁殖会形成亚硝酸盐，这对人体是有害的。所以就有了"剩菜不能吃"的说法。

我们吃完饭以后，如果有剩菜，要在第一时间把它放到冰箱里，低温保存起来。因为低温保存可以让细菌的繁殖减慢，亚硝酸盐形成得就比较少，对人体的危害自然也就少一些。如果剩的是肉，肉里边虽然没有硝酸盐，但是细菌在里边更容易繁殖，也会形成大量的有害物质，所以也要第一时间把它放到冰箱里面冷藏起来。下次吃的时候要特别注意：无论是肉还是蔬菜，一定要加热，把它热透再吃。

虽然说处理好的剩菜是能吃的，但是最好不要超过 24 小时，因为冰箱也不能无限期保鲜。不过虽然我们不提倡吃剩菜，但是往往有时候把剩菜扔了确实怪可惜的，如果你处理得当，其实吃点剩菜危害并没有那么大。当然如果有条件的话，我们尽量还是吃现做的菜，这样更安全，更健康。

水果烂了一点能不能吃

水果烂了你还在吃吗？赶紧扔了吧。很多人发现水果烂了一点点，用刀切掉，还继续吃，其实这种做法是错误的。为什么呢？因为凡是烂掉的水果，它其实已经发生了霉变，各种细菌会在里面迅速繁殖，而且会生成大量的毒素，比如说展青霉素，还会向没有腐烂的部分扩散。人吃了以后很可能会引起胃肠炎、食物中毒，而且这个展青霉素就算加热也不能被杀死。

所以，赶紧看看你家里的水果有没有霉变，如果有，最安全的方法就是把它扔掉。

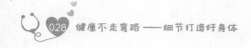

橘子虽好，吃多了可不得了

吃橘子有哪些好处你知道吗？

橘子中含有大量的维生素、矿物质、微量元素，它们都是人体不可或缺的。尤其橘子中含有一种叫黄酮类的物质，它是天然的抗氧化物，可以延缓衰老；还含有一种叫诺米林（Nomilin）的成分，有镇痛、消炎、缓解焦虑的功效。另外，橘子里边白色的一丝一丝的橘络，一定不要扔，它可是个好东西，含有一种叫芦丁的成分，有预防心脑血管疾病的作用。

橘子虽然有这么多好处，但也不能多吃。橘子里面含有大量的维生素 C，吃多了以后，体内草酸的代谢会增加，就容易得结石病。还有更重要的一点：橘子里面含有大量的核黄素，就是维生素 B_2，虽然它是人体不可或缺的营养成分，但是吃多了，容易得一种病，叫橘黄病，会导致身体的皮肤发黄。所以，橘子不要吃太多，一天吃两三个就够了。

"荔枝病"你知道吗

什么是"荔枝病"？说白了就是低血糖。出现这个问题是因为荔枝当中含有大量的果糖，它需要人体用很多酶来催化，才能变成葡萄糖或者糖原。如果一次性摄入太多的果糖，人体来不及提供转化酶，那么 β 胰岛细胞就会分泌大量的胰岛素，导致血糖降低。特别是在饿的时候，血糖本来就低，如果吃太多的荔枝，会引起出汗、头晕、心慌、面色苍白、浑身无力等症状。如果遇到这种情况，成年人赶紧喝一碗糖水或吃块儿糖，很快就能解决。如果腹痛的话，那最好还是送到医院进行处理。所以不能空腹吃太多荔枝。

含糖饮料当水喝，后果你承受不起

我小的时候，物质生活相对贫瘠，那时候带有味道的饮品只有茶水、糖水等，而现在随着生活水平的提高，越来越多的含糖饮料被人们开发出来。但是甜饮料喝多了也会对我们的身体造成伤害。

1. 牙齿损伤

含糖饮料有大量的糖分，在通过口腔后，往往会有少量糖分残存在牙齿的缝隙中，这些糖分会导致口腔中的细菌大量滋生并附着在牙齿表面。这就可能会造成牙齿龋坏、牙齿变色和牙齿松动。特别是长时间喝碳酸饮料，牙齿会受到碳酸的腐蚀，表面会变得不平整，甚至还会影响到儿童乳牙的健康和未来恒牙的发育。

2. 过度肥胖

想减肥，请远离含糖饮料。含糖饮料中不仅糖分极高，而且一小瓶含糖饮料所含的热量就相当于一碗米饭。

3. 糖尿病

糖尿病是一种需要引起重视的疾病。目前的无糖饮料中很多含有大量的代糖，这些代糖会对人体产生影响，影响激素的分泌，也会对糖尿病患者产生不良影响。

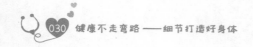
而且摄入糖分过多会给胰腺增加更多的压力，使其分泌胰岛素功能受到影响。

4. 肾脏问题

经常喝饮料的人容易患慢性肾炎、肾结石等疾病。这是因为饮料中往往含有添加剂、防腐剂、人工合成甜味剂、人工合成色素等。这些物质想要排出体外，就需要经过肾脏代谢，所以摄入过多会给肾脏造成较大压力，甚至会对肾脏产生伤害。

虽然饮料可以给我们带来极大的愉悦，但是建议大家喝饮料一定要适量。

一个月不吃糖会怎样

一个外国人就亲身做了这个试验。结果你可能真的想不到。

试验刚开始很让人头疼！因为市场上大部分食品几乎都是含糖的。所以他每天只能喝白开水，吃一些含糖比较低的瓜果蔬菜等天然食物。

第一周他就感觉浑身不舒服，总觉得饿，情绪也不稳定，甚至还胡思乱想。因为当我们吃甜食的时候，大脑会释放多巴胺。多巴胺能让人产生幸福感。而糖吃多了以后，血糖就会马上升高，这时胰岛素发挥作用，血糖很快又会降下来，大脑就会发出信号，让你赶紧吃糖。这样反复几次，我们就控制不住想要吃糖来满足自己的欲望。这就是为什么有人吃甜食，越吃越上瘾。

到了第二周他的情绪就开始稳定了，觉得也没那么容易饿了。

到了第三周，他对糖已经没有太大的欲望了，也不再赖床，更有活力了。

过了一个月，他在没有增加任何运动量的情况下，瘦了接近10斤，连血压和胆固醇也降下来了，皮肤也变好了。整个人看上去非常精神。

你看，不吃糖对我们身体有这么大的好处。根据世界卫生组织的建议，成年人每天摄入游离糖最好不要超过25克。什么意思呢？拿一瓶可乐来说，500毫升的可乐，所含糖分是63克，换算一下，差不多200毫升就有25克的糖。也就是说你一天只能喝不到半瓶可乐，否则糖就超标了。有人可能不服，说我天天喝可乐我也没感觉怎么样呀。但是，现在没感觉，不等于真的没问题。在中国，大概有5亿的成年人处于糖尿病前期，这些都跟不健康的饮食方式有关系。而且糖吃太多不仅会长胖，还会影响我们的胰岛素水平。糖吃多了，除了易患糖尿病，还会使人易患一系列疾病。不过，话又说回来，要想完全戒掉糖是不太现实的。因为糖是人体所需的三大营养元素之一，缺了糖可不行。

糖的本质其实就是碳水化合物。如果长期缺失碳水化合物，就很容易造成营养不良、免疫力下降。况且很多瓜果蔬菜里面都含有糖，你也不可能真的把它戒掉。所以我们平时应该尽量少吃一些精加工的食物，用酸奶或者水果来代替饮料、甜品，尽量避免摄入额外添加的糖。

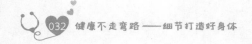

隔夜茶到底能不能喝

有人说隔夜茶不能喝，因为隔夜茶会产生二级胺，二级胺又可以转变成亚硝胺，而亚硝胺是致癌物。实际上这种说法是没有科学依据的。咱们吃的米、面、鱼、肉等食物中都有二级胺，比隔夜茶里含量还多呢。而且茶叶里含有丰富的茶多酚和维生素 C，这些都是亚硝胺的天然抑制剂，即便隔夜茶里有二级胺也没关系。所以说喝隔夜茶会致癌，这又是个错误认知！

那隔夜茶到底能不能喝呢？

虽然喝隔夜茶不会致癌，但是不建议喝。从营养和卫生的角度来讲，隔夜茶中的营养会有所减少，微生物的数量也会增加，尤其在夏季，更容易滋生细菌。而且隔夜茶里面会产生大量的游离单宁酸，刺激胃黏膜，对胃不好。所以还是要喝现泡的茶，口感更好，营养更丰富。

喝自来水还是纯净水

很多人都想知道，我们平时做饭、喝水是不是非得用纯净水？

现在自来水厂的技术和设备都已经升级换代了，而且检验标准也普遍提高了。北京市的自来水无论是出厂的水样，还是住户家里的水样，检测合格率都达到了百分之百。所以自来水烧熟了喝，完全没问题。

不光北京，很多城市的自来水合格率也极大的提升了。如果你还是担心，可以买那种桶装的饮用水，但是我觉得没必要。如果经济承受得起，用哪个都可以。但如果咱没有那么好的经济条件，喝自来水也完全没问题，现在都合格。

有人还想知道，经常喝纯净水会缺钙吗？

你喝水是为了补钙吗？喝水就是为了解渴、补水。你的钙从菜、饭中摄取，就不用纠结在这个问题上了。纯净水是把杂质都过滤掉了的水，它干净卫生，至少不会让你拉肚子。喝水的目的是补水，不是补钙，这一点要记住。

白开水，你喝对了吗

渴了就喝水，人人都知道。但是一天当中有四个时间，我们最好喝点儿白开水。

第一，睡前喝几口水，既能保护我们的胃肠道，又能保护我们的神经和血管，而且还有助于睡眠。

第二，半夜起夜的时候喝几口水。因为夜间我们心跳很慢，血液流动速度也很慢。喝几口水能稀释血液，促进血液流动，减少心脑血管疾病的发病率。

第三，早晨起来以后，一定要先喝一杯水再活动。因为经过了一夜，通过皮肤的蒸发，加上排尿，储存在体内的水分流失了很多，血液黏稠度高了很多。临床发现，晨起时是心脑血管疾病的高发时间段。所以，早上起来先喝一杯水，能够较好地避免心脑血管疾病发作。

第四，午睡起来以后也要先喝一杯水，也能保护我们的心脑血

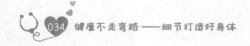

管系统。

晨起一杯水的喝法

第一，起来最好不要马上喝，应该先漱漱口，以防把繁殖了一夜的细菌和牙垢带到胃肠道里面去。当然，我们都知道人和细菌是共存的，所以只要你自己不在意，即便喝进去也没什么大碍。

第二，喝 45 度左右的温开水，不要喝什么盐水、蜂蜜水、糖水，因为只要我们正常饮食，盐和糖都不会缺少。

第三，喝 300 毫升就够了，而且不要牛饮，要一口一口慢慢喝。

记住，早上这杯水特别重要，它不但能够降低一些心脑血管疾病的发病率，而且能够润肠通便，一定要坚持。

一天需要喝多少水

人一天到底应该喝多少水呢？有人说喝 1500 ～ 1700 毫升，有人说需要 2500 ～ 3500 毫升，还有人说一天需要七杯到八杯水。这些说法都太模糊了。每天到底需要喝多少水，得按人的体重来算。

成年人每天每千克体重需要 30 ～ 40 毫升水。对于一个体重 60 千克的人来说，每天需要喝水 1800 ～ 2400 毫升。值得注意的是，我们吃的食物里边有水，身体里本来也有水，所以，一天补充 1500 ～ 2000 毫升水就够了，也就相当于 500 毫升矿泉水三到四瓶的量。所以按千克体重来计算每天的喝水量才是靠谱的。

孩子的代谢旺盛，每日的饮水量跟成年人不同。两岁以上的孩子，他们每天每千克体重需要 80 ～ 90 毫升水。两岁以下的孩子需要得更多，每天每千克体重需要 100 ～ 150 毫升水。

由此看来，成年人和孩子在喝水量上的差距可不是一点点。不过话又说回来，人口渴了需要喝水是本能，你觉得还需要用杯子来计算喝多少吗？特别是那些告诉你每天需要喝七到八杯水的人，你问问他，杯子是多大的？能说明白点儿吗？喝水看似一个小问题，但是很多人真的没搞清楚，所以我们要学会辩证地看问题，不要人云亦云。

饭前喝水是帮助消化还是妨碍消化

这个问题要一分为二地看：如果你马上要吃饭了，这时候喝水确实可能会冲淡消化液，但如果在吃饭前半个小时喝一杯水，就是有利于消化液分泌的。为什么呢？因为水喝到肚子里 21 分钟后，它就能到达全身各处的细胞。喝水后半个小时，正好赶上消化液分泌的高峰期，这时候吃饭，就有利于消化。

要趁热吃，而不是趁烫吃

我们吃饭的时候，经常听到的一句话就是"趁热吃，菜凉了就不好吃了"。的确，很多饮食趁热吃要比放凉了之后更美味，但是，"趁热吃"的温度一定要把握好，如果长时间吃高于 65 摄氏度的食物或者喝过烫的热水就会有患食道癌的风险。

人的口腔温度为 36.5 ～ 37.2 摄氏度，最适宜的进食温度是 10 ～ 50 摄氏度。当你吃的食物感觉很烫的时候，温度一般都在 70

摄氏度左右了。当食物的温度在 75 摄氏度以上时，娇嫩的口腔、食管黏膜就会有轻度灼伤。但是经常有人吃很烫的食物也并不觉得烫，即使嘴里感觉非常烫，赶紧咽下去后也感觉不是很烫了。这是因为食管对温度并不敏感，但是食管黏膜却很容易被灼伤。灼伤的黏膜表层反复地破损、愈合，久而久之，细胞增生的速度会异常加快，增厚的黏膜对热刺激的反应会越来越不敏感，这样，人就会越来越不怕烫，时间久了口腔黏膜也会增厚，如此形成一个恶性循环，就容易有细胞恶变的可能，甚至使人患上食管癌。

长期吃过热的食物不仅有引发癌症的风险，也不利于对食物的消化和吸收。食物太烫，就会想赶紧咽下去，食物在口腔里停留的时间过短，与唾液混合得不够充分，就不利于消化和吸收。所以不论是从防癌方面，还是从饮食健康方面来看，长期吃过烫的食物、喝过烫的水都是不可取的饮食方式。赶紧改掉这个不良的生活习惯吧。

胃到底怕什么

俗话说"十胃九病"，其实很多病是吃出来的。

哪些生活习惯会伤胃呢？

胃怕"不守时"。饥一顿、饱一顿，不按时吃饭。

晚餐吃得太饱。有人早餐不吃，中午凑合，晚上"大吃大喝"。这样不仅会影响睡眠，导致肥胖，还会导致胃液分泌过多，长期这样就会导致胃病。

胃怕狼吞虎咽。吃饭的时候狼吞虎咽，食物没经过充分咀嚼就进入胃里，在胃里边停留的时间就延长了，长期这样就会造成胃部的肌肉疲劳，使胃动力下降。

那应该怎么办呢？

第一，按时吃饭。到了规定的时间不管肚子饿不饿，都要主动吃一点东西，避免饥一顿、饱一顿。

第二，讲究饮食卫生，饭前洗手，不吃霉变、过期的食物。吃饭采用分餐制，因为分餐可以降低幽门螺杆菌的感染率。

第三，细嚼慢咽。咀嚼的次数越多，越能减轻胃的负担，对胃黏膜也有保护作用。

第四，合理地规划饮食。建议早餐占每天进食总量的30%，午餐占40%，晚餐占30%。

不生病的四大法宝

人人都不想生病，怎么才能做到呢？有以下四个方面。

第一是坚持运动，特别是有氧运动，如慢跑、快走、游泳，每天最好运动半个小时以上。

第二是饮食要合理。饮食一定要注意低糖、低盐、低脂肪，多吃高蛋白、高膳食纤维的食物。饮食结构不能搞错。吃饭不要吃太饱，吃个七分饱就可以了，也不要吃太快，要细嚼慢咽。因为当我们的胃满了以后，它反馈到大脑的饱腹感是有延迟的。从你吃饭到你感觉到吃饱，一般都得二三十分钟，所以如果吃得太快，胃里边都撑满了，大脑可能还觉得没饱呢，容易吃着吃着就吃撑了。这就是吃得太快导致的。经常吃撑，肥胖、心脑血管疾病就都找你来了。还有不能吃太烫的食物，直接吃 65 摄氏度以上的食物就已经不健康了。除了吃的方面需要注意，还要经常喝水。不要等渴了再喝，因为等渴了再喝水时，身体已经缺水了，而且不能把饮料当水喝。最好的饮料就是白开水。

第三是远离失眠。晚上睡觉以后，人体会进入修复过程，如果你总是熬夜的话，身体就可能会出各种各样的问题。

第四是有良好的心态。只要你有一个好的心态，疾病就可能绕着你走。如果你整天郁郁寡欢、闷闷不乐，整天想着自己这儿有病，那儿有病，可能没病也想出病来了。所以对什么都应看开一点。

想拥有健康的身心，就要坚持运动、合理饮食、远离失眠、心态良好。这是确保我们少生病，并让身体更健康的四大法宝。你记住了吗？

二 饮食的误区

香蕉真的能通便吗

很多人认为香蕉能通便是因为它里面膳食纤维含量高。其实，香蕉的膳食纤维含量并不高。

有一些习惯性便秘确实是因为缺乏膳食纤维引起的。因为高膳食纤维的食物吃进去以后可以增加大便的体积，可以机械性地刺激肠道蠕动，促进大便排出。高膳食纤维还可以大量吸收水分，让大便变得没那么硬。而且它可以和肠道中的细菌结合，产生短链脂肪酸。短链脂肪酸可以刺激胃肠黏膜，促进胃肠的蠕动，也有助于排便。但是香蕉的膳食纤维含量其实比较低，甚至还不如苹果高。

石榴、甘蓝、毛豆等食物的膳食纤维含量远远高于香蕉。增加膳食纤维摄入量对习惯性便秘确有很好的治疗作用。但如果是其他类型的便秘，可能仅仅增加膳食纤维的摄入量就不管用了，就得去找专业的医生检查。

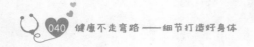

热菜到底能不能放冰箱

如果大家去网上搜索一个问题：热菜能不能放进冰箱里？往往会找到两种完全不一样的答案：有人说应该直接放进冰箱；也有人说千万别这样做，得等放凉了才能放进去。

那么到底哪种说法是对的呢？我和大家好好分析一下：

如果热菜放凉了再放进冰箱，往往会给细菌的生长提供时间。一般来说，当食物降到 60 摄氏度以下，就会有细菌开始生长；温度降到 30 ～ 40 摄氏度，细菌就会疯狂繁殖；只有降到 7 摄氏度以下，细菌才会进入"休眠"状态。

而大多数饭菜，我们一般会放入冰箱的冷藏室。其温度一般在 5 摄氏度左右，自然就能很好地抑制细菌滋生。换句话说，从健康的角度来看，确实应该把热菜直接放进冰箱里。

但这样做大家都会担心一个问题——冰箱能承受得了吗？必须要承认，冰箱的制冷原理，就是通过制冷系统把食物中的热量带走，使食物降到冷藏的温度。而热菜放进冰箱确实会增加冰箱的"负担"，也会让耗电量增加。

不过大量的测试都证明，哪怕我们放进冰箱里的是 80 ～ 90 摄氏度的食物，也依然在冰箱的可承受范围之内。其实随着科技的发展，这点热量对于冰箱来说根本不算什么。

可能还是有人会担心，把热菜放进冰箱，会造成冰箱里大量结霜，对冰箱造成损害。之所以会出现这种情况，是因为大家没有把热菜密封。热菜没有密封，大量的水汽会直接在冰箱里蒸发出来，然后凝结在冰箱的冷凝管上，就会生成冰霜。这确实很容易对冰箱造成伤害，影响冰箱的正常运行。

其实许多人把菜放进冰箱里前，都不喜欢密封，不管是热菜还是凉菜。但这是一个非常不好的习惯，因为冰箱里也有一些"吃苦耐劳"的细菌，会直接污染饭菜，人吃了就很可能对健康不利。

综上，可以直接把热菜放进冰箱。但千万要记住，要先把饭菜密封一下。可能有些人会心疼电费，但相对于健康来说，这一点电费就微不足道了。

红酒可以养生吗

睡觉以前喝红酒对身体到底好不好呢？网上很多人说常喝红酒能软化血管，帮助睡眠，是真的吗？

咱们先说说软化血管。想一想，您身边有人的血管是硬的吗，或者说你怎么肯定喝了红酒以后血管就变软了呢？之所以说红酒可以软化血管，是因为红酒里面含有白藜芦醇，它能降低血小板的聚集，预防动脉粥样硬化，预防心脑血管疾病。这样一看，好像喝红酒确实对血管有益。但是这些作用是在体外细胞以及动物身上做实验得出的结果，在人体里边不一定还能得出相同的结果。话说回来，红酒当中的白藜芦醇只有 0.5～10 毫克每升，想起到软化血管的作用，你得每天喝个百八十瓶，可能血管还没软化人先没了。所以喝红酒软化血管这种说法太过绝对。

再说喝红酒是否可以帮助睡眠。虽然说酒精可以让我们快速入睡，但是当你昏睡的时候身体却在忙着分解酒精，大脑也十分活跃。所以酒后睡得很香是错觉，人体整晚都会处于失去意识的浅睡眠。本来工作了一天，大脑和身体都很疲惫，身体再折腾一个晚上，第二天醒来以后人会非常难受，头痛、恶心、精神无法集中，甚至这种不良状态会持续好几天。所以红酒帮助睡眠，也是靠不住的说法。有的人说，我要不喝点我睡不着。那你就喝点吧。毕竟失眠对身体健康也是有影响的。但如果你为了养生而喝红酒，我劝你还是别这么干了。

无糖的甜饮料真的健康吗

现在很多人意识到了含糖饮料不健康，尤其是对有代谢疾病的人来说，于是许多想喝甜饮料又不想危害健康的人，退而求其次，选择了无糖饮料。

然而，那些所谓的无糖甜饮料，含有的却是代糖。代糖分两种，一种是营养性的，如山梨醇、甘露醇、木糖醇等；另一种是非营养性的人工合成甜味剂，像蔗糖素、糖精、甜蜜素、阿斯巴甜等。不要以为这些是人工合成的糖，就一定会伤害身体。只要是正规品牌且在国家安全剂量范围内的，应该都是可以放心的。特别是阿斯巴甜和安赛蜜，它们的甜度相当于蔗糖的几百倍，加一点点就很甜了。

但是无糖的甜饮料也会间接增加糖尿病的风险。原因有四。

1. 甜味剂不含热量，喝完了身体没有获得能量，还会觉得又饿又渴，就还想再喝一罐或吃点其他食物。

2. 心理上你觉得它没有热量，喝下去没有负罪感，然后放心地吃更多美食。

3. 甜味剂的甜度高于天然的糖，吃下去后大脑会接收到刺激信号，命令我们的身体分泌出相应的激素，导致与糖尿病相关的激素发生紊乱，从而使患糖尿病的风险增加。

4. 有研究指出，人工甜味剂会扰乱肠道菌群，引起消化腺体的错乱和糖代谢的异常。这也会导致糖尿病风险升高。

所以最健康的饮料是白开水。

鱼身上的谣言

很多人小时候常听大人说：吃鱼头能变聪明，吃鱼眼对眼睛有好处，吃鱼骨可以补钙。今天我很负责地告诉你，这些都是靠不住的。

谣言一：吃鱼眼能明目。其实大多数鱼都是近视眼，如果真能以形补形，那没近视都给吃成近视了，而且鱼眼没有什么特别的营养成分，还不如多吃两口鱼肉。

谣言二：吃鱼头能补脑。一些海鱼的鱼头确实富含号称"脑黄金"的DHA。这是人体必需的脂肪酸，对3岁以下的小孩来说，有助于眼睛和大脑的发育。但这并不代表吃了DHA就会变聪明，而且鱼头里的DHA含量还不如鱼肉里的多。

谣言三：吃鱼胆能治病。有人认为鱼胆可以清热解毒，败火明目。其实像草鱼、鲤鱼、鲫鱼等这类鱼的鱼胆都有一种毒性物

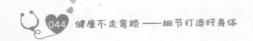

质——鲤醇类毒素，吃多了很可能会中毒甚至死亡。

谣言四：小孩不能吃鱼子。有人说小孩子吃鱼子会变笨。这毫无根据。鱼子富含蛋白质、多种维生素和矿物质，还含有磷脂等，有利于孩子的生长发育，但别吃太多，否则容易使人长胖。

谣言五：吃鱼骨、鱼刺能补钙。虽说鱼骨、鱼刺的钙含量很高，但就算碾成粉，也不容易被人体吸收。小孩子吃这些，还容易卡喉。要想补钙，应该喝牛奶，吃豆制品。

多吃猪蹄可以补充胶原蛋白吗

生活中很多人喜欢吃猪蹄，不仅因为猪蹄有营养，还因为它含有胶原蛋白可以美容。不过其实猪蹄中的胶原蛋白含量并没有我们想象中的那么多。胶原蛋白只存在于猪蹄的表皮层，表皮之下是大量的脂肪，况且这些胶原蛋白能否被人体充分吸收利用还不知道，但是大量的脂肪会让你先胖起来却是真的。从食物中吃进去的胶原蛋白在进入人体后，需要被消化系统分解、代谢成氨基酸、二肽或三肽，并被肠道吸收进入血液，等待下一步被人体利用。可见，胶原蛋白分解进入肠道时就会变成氨基酸碎片，并不会全部跑到脸上，起到肉眼可见的美容效果。

多喝骨头汤可以补钙吗

从生物的角度来说，骨头里的确有大量的钙质，但它属于生物钙。我们再怎么炖骨头，也很难熬出大量的容易被人体吸收的游离钙。有实验表明，1 千克的骨头炖两个小时以后，汤里面的钙浓度不到每百毫升 2 毫克，即便延长炖煮的时间，增加骨头的数量，汤里的钙浓度也没有超过每百毫升 4 毫克。所以，骨头汤里其实没有多少钙，而且钙只有完全转化成离子状态，才能被人体吸收。很多人不服，又在里面加了一些醋，看能不能把更多的钙熬出来。实验的结果显示，我们要喝 25 升加醋的骨头汤才能获得和一盒牛奶差不多的钙。所以喝骨头汤补钙不怎么靠谱。

空腹喝牛奶会拉肚子吗

空腹喝牛奶会拉肚子，很多人都这么认为。那为什么有的人空腹喝牛奶会拉肚子呢？那是因为他本身缺乏乳糖酶。这要从牛奶的成分说起。牛奶里边主要是水、乳糖、脂肪和蛋白质，其中乳糖的消化需要乳糖酶。有的人先天缺少乳糖酶，所以喝进去的乳糖不能被消化。那么对于乳糖不耐受的一部分人，就会出现腹胀、腹泻、腹痛。这一部分乳糖不耐受的人也并不是不能喝牛奶，可以采取少量、多次的方式减轻乳糖不耐受的反应，或者通过食用酸奶来补充蛋白质，因为酸奶中的乳糖已经被水解成了半乳糖或葡萄糖。

吃辣椒会长痘吗

其实，长痘痘的原因跟吃辣椒关系不大，相较而言，可能跟食用油的关系更大。大量的油吃进去以后，容易让皮脂腺分泌旺盛，导致长痘痘。还有我们吃了辣椒以后一般都喜欢喝含糖的饮料。高糖的饮料喝进体内，也容易引起皮脂腺分泌旺盛。所以辣椒不能背这个锅，而且吃辣椒有很多好处。辣椒含有大量的维生素 C，对皮肤好，有消炎作用，还对心脑血管、胃肠道有好处，所以千万不要再说吃辣椒长痘痘了。

吃核桃补脑吗

核桃的营养虽然很多，但要说补脑，那就不能指望它了。

构成人大脑的物质主要是蛋白质、水和脂肪等。长期吃核桃的确能改善一些大脑功能。大脑组织对氧化损伤十分敏感，摄入充足的抗氧化物质是必要的。而核桃果仁外层部分富含多酚类物质，在抗氧化方面有着较好的效果。但是说到补充蛋白质，人不是吃了蛋白质就能补脑的。人发育到一定的年龄阶段后，脑细胞会处在一种连续不断地死亡且永不复生和增殖的状态，此时补充蛋白质、水和脂质其实都于事无补。核桃所含的成分没有兴奋剂，不可能像咖啡因或某些激素那样短期内改变大脑的活动状态，因此根本谈不上有明显的补脑效果。况且很多所谓的补脑成分，其实都很难进入我们的大脑，更别提被大脑吸收了。不过，虽然核桃在补脑方面没有大家期待的那种功效，但它也含有大量的微量元素，每天坚持吃少量的核桃对我们身体还是很有好处的。

喝粥养胃吗

人们总说："胃不好就喝点粥吧，喝粥养胃！"然而，喝粥真的养胃吗？不一定！每个胃不好的人，各有各的原因，如果不将胃病加以区分，喝粥非但不能养胃，反而可能伤害胃。那么，哪些胃病患者适宜喝粥，哪些胃病患者不宜喝粥呢？

哪些胃病患者适宜喝粥？

【消化不良者宜喝粥】

粥通常煮得稀烂，属于半流质食物，由于其性状与胃消化后的食糜相差无几，因此胃无须对其进行长时间消化就可送入小肠中进行吸收。这样一来，就大大减轻了胃部的负担。

此外，喝粥还能促进胃酸分泌，促进食物消化，减少胃部积食，对于消化功能较弱的慢性萎缩性胃炎患者、消化性溃疡活动期患者来说，具有不错的胃部调理作用。从这个角度来看，喝粥确实能养胃。

哪些胃病患者不宜喝粥？

【胃酸过多者不宜喝粥】

由于喝粥会刺激胃部分泌更多的胃酸，所以胃酸过多的人经常喝粥，可能会出现反酸现象，增加胃部负担。

对于胃食管反流患者来说，胃酸过多会增加对食管的伤害，因此不能经常喝粥；对于处于消化性溃疡愈合期的胃病患者来说，胃酸过多不利于溃疡的愈合，因此也不能长期喝粥。

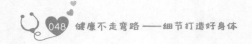

喝粥养胃有 3 大讲究

1. 冰粥不可取

把煮好的粥放在冰柜里，凉了之后取出来吃，是许多人在夏天会做的事。然而，冰粥虽美味，却并不适合虚弱的老年人、孩子和体质寒凉的人。冰粥喝得太多不但不能养胃，可能还会影响肠胃功能。

2. 三餐不能都喝粥

适当喝粥对肠胃健康有益，但不必一日三餐都是粥，否则容易造成营养不良。

3. 剩饭煮粥会伤胃

当天的饭吃不完，许多人为了不浪费，第二天会将其煮成粥。这种做法是可以的，但如果没有将剩饭煮透，粥里的饭粒就会有点硬。胃酸分泌较少的人吃了没煮透的剩饭粥，可能会加重消化不良。

由于每个人的体质不同，喝粥养胃并不适合所有人，因此我们不能盲目相信。想要养好肠胃，除了要规律饮食外，我们还要注意营养均衡，戒除烟酒，少吃辛辣刺激食物。

喝浓茶能解酒吗

喝浓茶解酒是不对的，并且喝浓茶对身体还有害。

因为酒精进入人体以后，主要由肝脏代谢成为乙醛。乙醛对人体危害很大，喝醉了以后，头晕、恶心、呕吐这些症状全是乙醛引起的。乙醛再经过乙醛脱氢酶的催化，代谢为乙酸。乙酸就是我们平常所说的醋酸。酒精被代谢成乙酸以后才能被分解成二氧化碳和水，排出体外。

喝了酒之后为什么不建议喝浓茶呢？因为茶水利尿，而且浓茶中含有大量的茶碱。喝完浓茶以后，乙醛还没来得及转化就进入肾脏，可能影响肾功能。另外浓茶和酒精的作用有些相似，会刺激神经，让人兴奋、心跳加快、血管扩张，所以对心脏也不好。喝完酒再喝浓茶，就像火上浇油。建议大家喝完酒以后可以喝一些糖水促进代谢。重点是喝醉一次就相当于得了一次急性肝炎，对身体危害很大。大家以后还是尽量少喝酒吧。

吃菠菜能补铁是真的吗

吃菠菜补铁不靠谱。菠菜虽然含铁量很高，100 克菠菜含有 2.7 毫克左右的铁，但是这个铁，是非血红蛋白铁，人体特别不容易吸收，吸收率也就在 1% 左右。所以人体能吸收的菠菜里的铁是很少的。

一个正常人的一天，男性需要 15 毫克的铁，女性需要 20 毫克的铁。靠吃菠菜补铁，不如多吃一些动物肝脏、血以及鱼类和禽类的肉。

而且吃菠菜前，需要用热水焯一下。菠菜里含有草酸，会影响一些矿物质的吸收。把草酸去掉，还能促进铁的吸收。吃这样处理后的菠菜不容易得结石。

菠菜的营养价值很高，它含有大量的维生素C、胡萝卜素、蛋白质、矿物质等，对孩子的生长发育特别有好处，而且它还含有大量的膳食纤维，具有通便的作用。

柿子和螃蟹一起吃容易中毒吗

有人说柿子和螃蟹一起吃会引起砒霜中毒。这是真的吗？其实这是个错误认知。柿子含有大量的维生素C，螃蟹里面含有五价的砷元素。从理论上讲，如果维生素C和五价的砷元素结合在一起，加上合适的条件，就会形成三价砷元素——三氧化二砷。这是砒霜的主要成分。所以，从理论上讲，柿子和螃蟹一起吃，确实有可能导致砒霜中毒。但是在现实生活当中，这是不可能发生的。为什么呢？按螃蟹里所含砷元素的最大值来算，1千克螃蟹大约含有0.5毫克砷元素。如果把这些砷元素还原成砒霜，达到人体中毒的剂量，我们一次要吃大约100千克螃蟹才有可能。谁能吃得了这么多？所以，理论上柿子和螃蟹一起吃会引起砒霜中毒，但在现实生活中不可能出现这种情况。

吃木瓜可以丰胸吗

很多人误以为木瓜能丰胸，我觉得跟"以形补形"的观念有关。其实这完全没有科学依据。

很多人说木瓜里有维生素A，能刺激女性激素分泌，疏通乳腺，还说木瓜酵素能分解蛋白质，促进身体对蛋白质的吸收。

其实木瓜酵素就是一种蛋白酶，它具有活性时可以分解蛋白质，但吃到肚子里后，经过胃酸和蛋白酶的洗礼，也就失去了活性，没有办法发挥分解蛋白质的作用了。至于维生素 A 对丰胸的功效，更加莫名其妙了。先不说维生素 A 跟乳房发育有没有关系，木瓜中维生素 A 的含量也不如胡萝卜多。乳房主要是由脂肪组织、肌肉组织、乳腺腺体构成。如果想要增加乳腺腺体的体积达到丰胸的目的，就需要补充雌激素。但问题是，我们人体自身有一套新陈代谢系统，如果突然补充了大量的雌激素，就会影响人体的正常代谢，严重时还有可能会引发子宫内膜癌。所以用雌激素来丰胸，想法很美好，现实却有可能很残酷。

那吃什么才能丰胸？

乳房的大小跟遗传有很大的关系，跟垂体前叶和卵巢是否健康有很大关系，还和脂肪的多少有关系。体内的脂肪越多，聚集在乳房的脂肪量就越多，乳房才会大。一般来说，要想丰胸，就不能减肥了。脂肪填充倒是能丰胸，但是存在风险。

身上有伤口，吃酱油会导致留疤吗

酱油的颜色很深，所以人们会觉得身上有伤口的时候吃酱油会造成黑色素沉着，甚至留疤。这个说法不对。

人体受伤后新长出来的皮肤比较娇嫩，而浅表创面愈合后的黑色素沉着是一种机体的自我防护，有助于防御紫外线的损伤。紫外线照射到皮肤时，作用于皮肤基底层，肌肤就会出于自我保护而生成黑色素。酱油是由黄豆发酵而成的，主要含氨基酸、盐、水等物质，吃下去后不会增加光敏感，所以不会对黑色素细胞产生作用。因此，吃酱油是不会影响伤口恢复的。

快乐吃饭，健康瘦身

轻断食减肥法

这种方法叫"5+2轻断食减肥法"，就是1个星期有5天我们正常吃饭，然后挑出不连续的两天进行轻断食。比如说周一和周四进行轻断食，但是要注意轻断食的两天并不是什么都不吃，而是要少吃。在保证我们人体必需营养素的前提下，严格控制热量。

在轻断食的这两天你可以参考这个食谱：比如早上1杯牛奶，1个鸡蛋，1片复合维生素；中午吃个水果、200克左右的蔬菜或啃1根玉米；下午撑不住可以加餐吃1个水果；晚上吃50克主食、100克瘦肉、250克蔬菜。那剩下的5天是不是就可以随便吃了呢？当然不是。你仍然要适当地控制热量。高糖的、高油的、高脂肪的东西尽量少吃。那这个方法健康吗？会不会对身体有害呀？不用担心，不会！在我们轻断食的时候，身体里具有细胞和器官调节作用的酮体含量会升高。间歇性的轻断食会对我们的人体起到一种类似"重启"的作用。但如果你恢复正常饮食，体重还是会反弹的。所以我建议还是要结合适当的运动来降低反弹的风险。

参考食谱：

第1周	断食第一天	断食第二天	非断食日1
早餐	蒸蛋羹（2～3个鸡蛋） 低脂牛奶300毫升 蔬菜沙拉（200克） （可选空心菜、生菜、紫甘蓝、黄瓜、番茄等，制作时尽量不使用沙拉酱，而是用醋或柠檬汁调味）	水煮动物肝脏（50克） 无糖（低糖）酸奶200毫升 凉拌三丝（200克） （可选择豆腐丝、海带丝、胡萝卜丝）	切片面包（100克） 脱脂牛奶一杯250毫升 煮鸡蛋1个 小西红柿（50克）
午餐	鱼肉（100克） （尽量选择清蒸、白灼等烹调方式，避免油炸） 时蔬豆腐羹 （豆腐100克） 金枪鱼蔬菜沙拉 （沙拉酱不超过1平勺）	炒鸡丁 （鸡胸肉100克、彩椒250克） 番茄蛋汤（鸡蛋1个）	黄鱼烧豆腐 虾皮粉丝炒白菜 绿豆汤 花卷1个
加餐	葡萄柚半颗	黑莓一把	樱桃一大把
晚餐	蒜蓉鸡丝娃娃菜 （鸡丝50克） 清炒西蓝花 蒸茄泥	金针菇牛腩煲 （牛肉50克） 银鱼番茄炒蛋 （鸡蛋1～2个）	白灼大虾（100克） 西红柿炒蛋 蒜蓉油麦菜 稠腊八粥（100克）

非断食日 2	非断食日 3	非断食日 4	非断食日 5
发糕一块（100 克） 纯豆浆（无糖） 250 毫升 鹌鹑蛋 5 个 焯拌芹菜腐竹	野菜猪肉馄饨一份 （150 克） 牛奶（250 克） 生菜（100 克）	杂粮粥（100 克） 荷包蛋 （鸡蛋 1 个） 小西红柿（50 克）	蒸南瓜泥（100 克） 黑豆浆 250 毫升 果仁菠菜
香菇炖鸡块 菠菜炒粉丝 凉拌土豆丝 普通米饭 1 碗	鱼头炖豆腐 蒜蓉西蓝花 西红柿蛋汤 糙米饭 1 碗	鸡丝炒莴笋 豆干炒包菜 白灼虾 （100 克） 米饭 1 碗	蒜蓉芥菜 糖醋小排 （100 克） 干贝豆腐汤 玉米饼 1 张
鲜油桃 1 个 酸奶 1 小杯	小黄杏 5 个	猕猴桃 1 个	果味酸奶 1 杯 香蕉 1 根
清蒸黄鱼 （100～200 克） 蒜蓉油麦菜 大拌菜 稀小米粥（200 克）	清炖菌菇排骨 蒜蓉蒿子秆 淮山杂粮粥（100 克） 红枣糕 1 块	尖椒胡萝卜炒木耳 拍黄瓜 冬瓜丸子汤 红豆饭 1 碗	瘦肉丝炒黄豆芽 尖椒鸡蛋烙 猪肝菠菜汤 家常饼 1 张

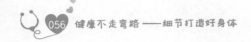

喝水真的可以减肥吗

喝水能促进减肥是真的，但你得喝对了，喝不对就不管用。第一，早上起来喝一杯温开水，可以刺激肠道，让肠道蠕动加快。代谢加快了，热量消耗多了，才能帮助你减肥。第二，吃饭前半小时，喝 500 毫升的水，吃东西的时候就能少吃一些。而且，吃饭别吃太饱，吃个六七分饱就离开餐桌。如果你一天三顿饭都能先喝一瓶 500 毫升的水，然后再吃饭，就能减少 200 多卡的热量摄入，相当于跑步半小时。第三，渴了千万别喝那些甜饮料，喝白开水就行。你要觉得没味了，淡水里面你可以加点东西。比如加柠檬片、橘子片、百香果之类的东西。热量的摄入减少了，不就能帮助你减肥了吗？第四，睡前一定少喝水。你喝多了，第二天不光是水肿的问题，夜里还容易上厕所。睡眠打乱了，体内的激素分泌也容易紊乱，而激素紊乱也是导致肥胖的一个原因。所以想单纯靠喝水减肥，不靠谱，但是正确地喝水是能够帮助减肥的。真想减肥的话，还是要靠调整饮食结构加上体育锻炼。所以，别光指望喝水就能减肥。

吃饭的顺序对了，就能瘦

想拥有苗条的身材，我们都知道碳水化合物要少吃，其实，吃饭的顺序也很重要。有人说不吃主食会饿，那怎么办呢？

吃饭的时候，先吃大量的蔬菜，用蔬菜给自己饱腹感。蔬菜不但热量低，还含有大量的膳食纤维。吃过了蔬菜以后，感觉不太饿了，再吃高蛋白的食物，如鱼、肉、蛋、奶、豆制品之类的，既解馋又扛饿。如果感觉还没有吃饱，就再吃一些低热量高膳食纤维的主食，如杂粮饭、杂粮粥、薯类、玉米等。当感觉七分饱了，就赶紧放下筷子不要再吃了。

　　按照这样的吃饭顺序，餐后血糖峰值应该会明显下降，我们的身体就能避免储存过多的脂肪。都说减肥就要少吃多动，你看到了吗？重点是少吃，而且是少吃甜食、米饭、白面等碳水化合物以及含糖的饮料。

晚餐怎么吃才能瘦

　　大家一定听过一句话：早饭吃好，午饭吃饱，晚饭吃少。晚饭要少吃，但是不代表晚饭不重要。晚饭怎么吃才是科学健康的呢？巴塞罗那大学的一项研究表明，晚饭时间和睡眠时间的间隔越短，癌症的风险就越高。而且晚饭吃得太晚的话还会影响胃黏膜的修复，增加患胃炎甚至胃癌的风险。我们胃排空的时间一般需要 4 个小时或更久，所以在睡觉前 4 小时吃晚饭是最佳时间安排。比如你晚上 10 点左右睡觉，那晚饭的最佳时间就是 6 点左右。晚饭不要吃太多，六七分饱就足够。重点是晚饭多吃素。低热量饮食可以促进葡萄糖和血脂水平下降，减少很多代谢性疾病的发病风险。晚饭还要多吃一些含糖量较低的水果和优质蛋白。最好就别吃碳水化合物了，比如米饭、馒头，甜点更不能吃。

　　现在很多人为了减肥不吃晚饭，有人担心这样出问题。其实只要你白天吃的东西足够满足身体代谢的需要，晚饭可以不吃。如果你晚上不吃东西会饿得睡不着，影响睡觉，那你就得吃点东西不让自己睡眠受影响。

那一天到底要吃几顿饭呢？其实这个不是太重要，只要吃东西能满足身体代谢的需要，你就不会感觉太饿，少吃一顿甚至少吃两顿都没问题。但是不能为了少吃而少吃。如果饿得都快晕了还硬撑着不去吃，对身体就不好了。

四 食物能量表

天天补充蛋白质，你真的补够了吗

人一天到底需要多少蛋白质呢？根据《中国居民膳食指南》（2016），蛋白质的摄入量是每天每千克体重 1 克，所以成年男性大概每天需要蛋白质 65 克，成年女性大概每天需要蛋白质 55 克。生长发育期的儿童或者是孕妇，蛋白质的摄入量应该是每天每千克体重 1.5 ~ 2 克。要吃够这些蛋白质，除了每天吃主食和蔬菜之外，还需要喝 300 ~ 400 毫升的牛奶，吃 1 ~ 2 个鸡蛋，鸡、鱼、虾、肉要吃够 100 ~ 150 克，豆类和豆制品吃 30 ~ 50 克。

胃肠功能不好、饭量小或者吸收不好的人，可以喝蛋白粉。蛋白粉的蛋白质含量越高越好，蛋白质的消化率也是越高越好，而且要尽量选择不含色素、香精等食品添加剂的蛋白粉。

下面这些蛋白质缺乏的症状，你中了几个？

脱发。头发是由角质蛋白组成的，角质蛋白占到了头发成分的 97%。如果身体缺蛋白质，头发里面的角质蛋白合成也会随之减少，就会让我们的头发脆弱易断，导致脱发。

浑身没劲、乏力。蛋白质是肌肉生长代谢必需的营养元素，足够的

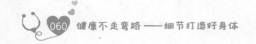

蛋白质有利于肌肉的生长。这也是很多健身人士都吃蛋白粉的原因。

皮肤松弛。蛋白质摄入不足，人体合成的胶原蛋白也可能会不足，从而导致皮肤松弛，缺乏弹性和光泽。

抵抗力下降。蛋白质摄入不足，还会影响人体免疫球蛋白的合成。免疫球蛋白数量不足就会导致免疫力下降，人就容易感冒。

身体水肿。蛋白质摄入不足会造成血浆蛋白质含量和白蛋白数量下降，影响血管的保水能力。水分都跑到血管外面的组织和皮下去了，就会导致营养不良性水肿。

喜欢吃甜的和咸的食物。蛋白质能够减缓糖在血液中的释放，有助于控制血糖的平衡。缺少蛋白质，糖分就会很快地释放到血液里，然后身体就会释放大量的胰岛素来转化这些糖分，当血糖含量迅速下降时，人就容易产生吃甜的或咸的食物的渴望。

高蛋白食物有哪些

什么是高蛋白食物呢？蛋白质含量 ≥ 12 克 /100 克（固体）或蛋白质含量 ≥ 6 克 /100 毫升（液体）的食物，都属于"高蛋白质"或"富含蛋白质"的食物。下面给大家一个高蛋白食物的列表供参考。

食物名称	每100克中含有的蛋白质含量（克）	食物名称	每100克中含有的蛋白质含量（克）
海参（干）	76.5	猪肉（瘦）	16.7
豆腐皮	50.5	鲢鱼	17.0
黄豆	36.3	羊肉（瘦）	17.3
蚕豆	28.2	鸡肝	18.2

食物名称	每100克中含量拥有的蛋白质（克）	食物名称	每100克中含量拥有的蛋白质（克）
猪皮	26.4	猪血	18.9
花生	26.2	猪心	19.1
鸡肉	23.3	牛肉（瘦）	20.3
猪肝	21.3	兔肉	21.2
鸡蛋	14.7	莲子	16.6
龙虾	16.4	核桃	15.4
燕麦	15.6	猪肾	15.5
鸭肉	16.5		

高膳食纤维食物有哪些

成年人每日补充膳食纤维的量应为 25 ～ 35 克，而且在补充多种膳食纤维的同时，还要补充足够的水分，帮助食物消化。

下面给大家介绍一下部分食物的膳食纤维含量。

所有含量均指每 100 克可食部分的不溶性膳食纤维含量。

麸皮：31.3 克。

谷物及制品：0.1 ～ 10.8 克。含量从多到少排列为小麦粒、大麦、玉米（干）、荞麦面、薏米面、高粱米、黑米。

大部分麦片：8 ～ 9 克；燕麦片：5 ～ 6 克。

马铃薯、红薯等薯类：2 ～ 3 克。

豆类及制品：0.1 ～ 15.5 克。含量从多到少排列为黄豆、青豆、蚕豆（带皮）、豌豆、芸豆（白）、黑豆、红小豆、绿豆。

无论谷类、薯类还是豆类，一般来说，加工得越精细，膳食纤

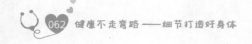

维含量越少。

蔬菜类：笋类的膳食纤维含量最高。笋干的膳食纤维含量达到 30 ～ 40 克。其余含膳食纤维较多的蔬菜有：蕨菜、菜花、菠菜、南瓜、白菜、油菜。

菌类（干）：干制菌藻类食物一般含有较高的膳食纤维，其中松蘑的膳食纤维含量接近 50 克。含 30 克以上的按照含量从多到少排列为：发菜、松蘑、香菇、银耳、木耳。此外，紫菜的膳食纤维含量也较高，达到 21.6 克。

坚果、种子类：3 ～ 14 克。含 10 克以上的有黑芝麻、松子、杏仁；含 10g 以下的有白芝麻、核桃、榛子、胡桃、葵花子、西瓜子、花生仁。

水果及制品：膳食纤维含量最多的是山楂干，接近 50 克，其次有酸角、桑葚干、樱桃、酸枣、黑枣、大枣、小枣、石榴、苹果、鸭梨。

各种禽畜肉类、海鲜、蛋类、奶制品；各种油、酒精饮料、软饮料都不含膳食纤维或含量极低；各种婴幼儿食品的膳食纤维含量也都比较低。

痛风患者的饮食建议和高嘌呤食物须知

随着大家生活水平的提高，患痛风和高尿酸的人越来越多。我们都知道这类患者应尽量杜绝高嘌呤饮食。那到底哪些食物能吃，哪些不能吃呢？食物嘌呤含量的划分，一般分为 4 个等级：极高、较高、较低、极低。痛风和高尿酸患者应避免极高嘌呤食物，尽量避免较高嘌呤食物，限制较低嘌呤食物，极低含量嘌呤的食物可以随便吃。常见食物嘌呤等级划分如下：

每100克中嘌呤含量极高（150～800毫克）的食物，包括动物肝脏、大脑、肾脏、胰脏等。我们常吃的还有：牛肚、沙丁鱼、凤尾鱼、鱼子、浓肉汤、黄豆、带鱼、鲢鱼、白鲳鱼、小肠、酵母粉、小鱼干、牡蛎等。

每100克中嘌呤含量较多（75～150毫克）的食物，包括干豌豆、扁豆、绿豆、黑豆、大比目鱼、鲈鱼、贝类水产、熏火腿、猪肉、牛肉、牛舌、野鸡、鸽子、鸭、鹌鹑、羊肉、鹅、兔、鹿肉、火鸡、淡肉汤、淡肝汤、淡鸡汤、鳗鱼、黑鲳鱼、草鱼、鲤鱼、螃蟹、虾等。

每100克中嘌呤含量较少（<75毫克）的食物，包括芦笋、菜花、青豆、豌豆、菜豆、菠菜、麦片、青鱼、鲱鱼、鲑鱼、金枪鱼、龙虾、火腿、淡牛肉汤、花生、麦麸面包、海藻、栗子、花豆、豆干、米糠、黑芝麻、红豆、茼蒿、枸杞、杏仁等。

每100克中嘌呤含量极少（<30毫克）的食物，包括奶酪、蛋类、水果类、可可、咖啡、茶、海参、果汁、豆浆、糖果、蜂蜜、精制谷类（富强粉、精磨稻米、玉米）、蔬菜（紫菜头、卷心菜、胡萝卜、芹菜、黄瓜、茄子、冬瓜、土豆、山芋、莴苣、葱头、白菜、南瓜）、果酱、瓜子、麦片等。

钙，你补对了吗

全民都在补钙，但你真的补对了吗？到底吃什么才能补钙？哪些营养品可以补钙？

除了喝牛奶，还可以吃一些酸奶、奶酪等奶制品来补钙，还可以选择豆制品、芝麻酱、坚果、鱼虾贝类等。当然了，大多数深绿色蔬菜的钙含量也很高，比如菠菜、小油菜、芥蓝。这些蔬菜不但含钙高，同时维生素、矿物质含量也很高，不但能补充营养，还能促进我们人体对钙的吸收和利用。

成年人每天需要补充 800 ~ 1000 毫克的钙。我们的日常饮食基本不缺乏钙含量高的食物，比如 100 克牛奶的钙含量大概为 120 毫克；100 克豆腐的钙含量为 110 ~ 140 毫克；油菜、小白菜、菠菜、荠菜、苋菜、雪里红等很多常见绿叶蔬菜的钙含量超过了牛奶，达到每百克含钙 100 ~ 200 毫克不等。如果你的饮食结构正常、饭量正常，那你从饮食中摄取的钙已经足够了，一般不需要额外补钙；如果你的饮食中缺乏钙，或者饭量较小，可以另外再补充 1 ~ 2 片 300 毫克 / 片的钙。

如何选择钙片

目前市场上的钙片有的属于药品，有的属于保健品或食品，让人眼花缭乱，价格也从几块到几百块，应该怎么选？钙片是越贵越好吗？其实钙片并不一定越贵越好，重要的是钙片的成分、含量、产品质量、生产厂家。

药品、保健品和食品的主要区别在于审批要求和程序不一样。三者相比，药品的审批更严格；三者的获批用途不一样，宣传与管理也不一样。"国药准字"号药品主要用于治疗和预防疾病；保健品不可以宣传为"有疗效"，只有药字号的可以这样宣传。但食品是大多数人都能吃的，而药品却不能，因此食字号比药字号在一定程度上其使用范围更具有广泛性。具体选择哪一类钙片，需要看你的具体需求。

钙是构成身体骨骼、牙齿的主要成分。钙片既可以补充人体正常代谢所需要的钙，也可以用来治疗低钙血症、骨质疏松及佝偻病。钙也是凝血因子，参与凝血，还能降低神经、肌肉的兴奋性，这就是为什么口服钙片可以预防低钙性抽搐。钙能够降低毛细血管的通透性使毛细血管渗出减少，具有消炎、消肿及抗过敏的作用。因此，临床常用钙片治疗荨麻疹、湿疹及各种皮炎。

如果你吃钙片的目的是为了治疗某种疾病，就要选择带有 OTC 标志的"国药准字号"钙片。如果你吃钙片的目的是为了补充人体日常对钙的需要，预防缺钙，那么药品、保健品和食品类都可以选择，重点是看钙片的钙含量、成分和产品质量。

一般钙片的钙含量为 300 ～ 500 毫克。维生素 D 可促进钙的吸收，所以钙片里面含有适量的维生素 D 就更好了。如果钙片里不含维生素 D，我们可以单独购买维生素 D，每天补充 400 单位，有助于钙的吸收。一般来讲，大品牌的生产厂家往往对质量把控更严格，所以建议大家尽量选择大品牌。

补钙食品排行榜

那到底哪些食品能够补钙呢？

第 1 类：坚果。

如炒榛子、黑芝麻、炒花生仁、炒杏仁等。

坚果类含有较多的钙，而且坚果还含有大量不饱和脂肪酸，对降低低密度脂蛋白和胆固醇有很好的效果。不过坚果能量很高，吃多了容易长胖。

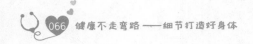

第 2 类：牛奶和奶制品。

如奶酪、全脂牛奶粉、酸奶、牛乳等。成人每天喝 300 毫升牛奶，就可以获得一天钙需要量的 35% 左右，不想喝牛奶的话，可以喝酸奶。

第 3 类：水产品。

如河虾、水发过的海参、黑鱼、牡蛎等。

第 4 类：豆类或豆制品。

如千张、豆腐干、黄豆、豆腐等。

第 5 类：绿叶菜。

如苋菜、毛豆、芥蓝、油菜。绿叶菜除了含钙，还富含钾、镁、维生素 C 等营养素，可促进钙的吸收和利用。但绿叶菜内草酸含量较多，会影响钙的吸收，因此需要在沸水中焯 3～5 秒，去除大部分草酸。

补钙不是单纯补钙，还要补充维生素 D。海鱼和动物肝脏中维生素 D 含量相对较高。另外，晒太阳也会增加身体中维生素 D 的含量。

最后，补钙不仅需要以上食品，还需要适当的户外运动。

如何补充维生素

【维生素 A】

维生素 A 可维持正常的视觉功能，避免夜盲症。日常生活中可多吃苹果、梨、白菜、番茄、猪肉、鸡肉等来补充，必要时也可服用鱼肝油来补充。

【B 族维生素】

B 族维生素可促进血液循环，保证大脑及身体各部分的能量供给，对人体生长发育起着非常积极的作用。日常生活中可多吃坚果、鱼、菠菜、蘑菇、奶、动物肝脏等来补充。

【维生素 C】

维生素 C 可帮助人体合成抗体，保护人体免受病原体的伤害，还可以促进铁的吸收。另外维生素 C 还具有一定的解毒功能。日常生活中可多吃辣椒、苦瓜、土豆、韭菜、草莓、柠檬等来补充。

【维生素 D】

维生素 D 能维持人体血清中钙、磷浓度的稳定，对预防佝偻病有非常良好的效果。日常生活中可多吃鸡蛋、鸡肝、羊肝、虾、海鱼、鱼卵等来补充。

【维生素 E】

维生素 E 有助于强化机体免疫系统，使人体免受疾病伤害。日常生活中可多吃卷心菜、甘蓝、山药、胡桃、猕猴桃、芝麻等来补充。

【维生素 K】

维生素 K 能提升机体凝血能力，避免失血性贫血。日常生活中可多吃生菜、芦笋、豆角、黄瓜、胡萝卜、黄豆等来补充。

【维生素 P】

维生素 P 有助于人体血管韧性的提高，可缓解毛细血管破裂造成的牙龈出血等症状。日常生活中可多吃橙子、柠檬、杏、樱桃、紫甘蓝、荞麦等来补充。

常见食物中的碳水含量

碳水化合物，也叫糖类化合物。我们吃的大多数食物里面都含有碳水化合物。碳水化合物对血糖有很大的影响。我们所吃食物中90%～100%的碳水化合物会在吃完后几分钟到几个小时内成为血液中的糖。了解食物中碳水化合物的含量，能帮助我们更好地控制血糖，还能帮我们远离减肥路上的拦路虎。

碳水化合物对血糖值的影响在于吃的量。比如一份含15克碳水化合物的冰激凌的升糖能力不会比含相同量碳水化合物的土豆或者米饭更高；一个含15克碳水化合物的苹果，和一片含15克碳水化合物的面包以及一个含15克碳水化合物的玉米，这三种食物都会使我们的血糖升高同样的值。所以我们要控制的是所吃的碳水化合物的量，而不是碳水化合物的类型。

大多数人一天通过碳水化合物所获得的热量应占全天获取总热量的55%～60%。具体情况可根据自身需求进行调整。

下面是我们日常生活中经常吃的食物所含碳水化合物的一览表：

1. 淀粉类碳水化合物，主要包括面包、面粉、麦片、谷物和面条等

食物（熟）	分量	碳水化合物
米饭	1 杯	45 克
糙米饭	1 杯	45 克
糯米饭	1 杯	53 克
饺子	7～8 个	40 克
河粉	1 杯	50 克
濑粉	1 杯	45 克
粉丝	1 杯	50 克
面条	1 杯	40 克
意大利粉	1 杯	40 克

续表

食物（熟）	分量	碳水化合物
通心粉	1 杯	40 克
麦片	1 杯	25 克
薏米	1 杯	45 克
吐司面包	1 片	15 ～ 20 克
全麦面包	1 片	15 ～ 20 克
玉米粥	1 杯	45 克
馒头	100 克	40 克
手抓饼	100 克	40 克

注：1 杯相当于 240 毫升。

2. 淀粉类蔬菜

食物（熟）	分量	碳水化合物
玉米粒	1 杯	30 克
玉米棒	1 个	15 ～ 20 克
豌豆	1 杯	30 克
红薯	100 克	20 克
土豆泥	100 克	17.6 克
土豆丝	1 杯	20 克
紫薯	100 克	18 克
南瓜	100 克	9 克
山芋	100 克	28 克
山药	100 克	12 克
炒藕片	100 克	14 克
炒胡萝卜	100 克	8 克
炸薯条	10 克	40 克

注：1 杯相当于 240 毫升。

3. 豆类

食物（熟）	分量	碳水化合物
眉豆	1 杯	35 克
黑豆	1 杯	41 克
鹰嘴豆	1 杯	46 克
红豆	1 杯	40 克
毛豆	100 克	9 克
炒青豆	100 克	15 克
芸豆	1 杯	40 克

注：1 杯相当于 240 毫升。

4. 水果

食物	分量	碳水化合物
苹果	1 个（小）	15 克
雪梨	1 个（中）	13 克
杏	3 个	12 克
香瓜	100 克（有大、有小）	6 克
樱桃	10 个（中）	18 克
榴莲	100 克	27 克
西柚	1 个（中）	20 克
奇异果	1 个（中）	15 克
龙眼	10 个	5 克
枇杷果	10 个	12 克
荔枝	10 个	16 克
杧果	1 个（中）	36 克
桃	1 个（中）	16 克
橙子	1 个（中）	15 克
柿子	1 个（中）	8 克
木瓜	100 克	10 克
菠萝	100 克	13 克

续表

食物	分量	碳水化合物
沙田柚	100 克	11 克
西瓜	100 克	8 克
香蕉	1 个（小）	15 克
黑莓	100 克	10 克
蓝莓	100 克	15 克
草莓	100 克	8 克
哈密瓜	100 克	8 克
无花果	1 个（小）	8 克
葡萄	100 克	18 克
油桃	1 个（中）	15 克

5. 干果类

食物	分量	碳水化合物
杏脯	5 个	11 克
蜜枣	5 个	30 克
无花果	5 个	61 克
西梅	5 个	26 克
葡萄干	1/3 杯	40 克

注：1 杯相当于 240 毫升。

6. 饮料和果汁类

食物	分量	碳水化合物
茶	1 杯	0 克
黑咖啡	1 杯	0 克
豆浆（无糖）	1 杯	0 克
可乐（无糖）	1 杯	0 克
苹果汁	1 杯	30 克
葡萄柚汁	1 杯	30 克

续表

食物	分量	碳水化合物
菠萝汁	1 杯	30 克
葡萄汁	1 杯	45 克
李子汁	1 杯	45 克

注：1 杯相当于 240 毫升。

7. 牛奶和酸奶类

食物	分量	碳水化合物
无脂牛奶	1 杯	15 克
低脂牛奶	1 杯	15 克
脱脂牛奶	1 杯	15 克
浓缩无脂牛奶	1 杯	30 克
酸奶（不同品牌）		见营养成分表

注：1 杯相当于 240 毫升。

8. 小吃类（不同店铺可能会有所差异）

食物	分量	碳水化合物
擀面皮	120 克	45 克
凉皮	250 克	45 克
肉夹馍	200 克	55 克
菜夹馍	200 克	55 克
方便面（不喝汤）	1 包	45 克

9. 点心和甜点类

食物	分量	碳水化合物
奶油蛋糕	100 克	56 克
巧克力蛋糕	100 克	55 克
海绵蛋糕	100 克	58 克
甜筒（KFC）	1 个	27 克
烤馍片	100 克	50 克

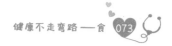

常见食物中的脂肪含量

脂肪是人体必不可少的，但人体脂肪超标准了，便会导致肥胖，影响健康。因此了解食物的脂肪含量，十分重要。

对普通人的建议是：

进食食物的热量比：碳水：脂肪：蛋白＝5：3：2。

能量转化关系是1克蛋白质或1克碳水，含4大卡热量，而1克脂肪，含9大卡热量。

不同食物所含营养素的比例又不一样。比如100克瘦牛肉，含大概20%蛋白质，但同时也含有2.5%左右的脂肪（牛腩就含有更多脂肪），还有很少量的碳水。

不过即使知道具体的需求比例，也是没办法计算得那么精准的，整体平衡就可以。

种类	食物名称	脂肪含量（克/100克）	种类	食物名称	脂肪含量（克/100克）
肉类及制品	猪肉（肥瘦）	37.0	肉类及制品	羊肉（瘦）	3.9
	猪肉（肥）	88.6		羊肉干	46.7
	猪肉（里脊）	7.9		羊肉串（烤）	10.3
	猪肉（后臀尖）	30.8		鸡肉	9.4
	腊肠	48.3		炸鸡	17.3
	香肠	40.7		鸭肉	19.7
	牛肉（瘦）	2.3		烤鸭	38.4
	牛蹄筋（熟）	0.6		盐水鸭	26.1
	酱牛肉	11.9		鹅肉	19.9
	牛肉干	40.0			

种类	食物名称	脂肪含量（克/100克）	种类	食物名称	脂肪含量（克/100克）
水产类	草鱼	5.2	坚果类	核桃（鲜）	29.9
	鲤鱼	4.1		松子（生）	62.6
	鲫鱼	2.7		杏仁	45.4
	带鱼	4.9		腰果	36.7
	海虾	0.6		榛子（干）	44.8
	河虾	2.4		花生（炒）	48.0
	基围虾	1.4		葵花子（炒）	52.8
	虾米（海米、虾仁）	2.6		南瓜子（炒）	46.1
	河蟹	2.6	油脂类	花生油	99.9
	梭子蟹	3.1		菜籽油	99.9
	扇贝	0.6		色拉油	99.8
	牡蛎	2.1		橄榄油	99.9
	生蚝	1.5		芝麻油	99.2
	鱿鱼干	5.6		椰子油	99.9
乳制品类	酸奶	2.7		棕榈油	100
	牛乳	3.2		玉米油	99.2
	羊乳	3.5	糖类	巧克力	40.1
	奶酪（干酪）	23.5		酥糖	13.9
	奶油	97.0		奶糖	6.6
	黄油	98.0			
蛋类	鸡蛋	8.8			
	鸡蛋黄	28.2			
	鸭蛋	13.0			
	鸭蛋黄	33.8			
	鹅蛋	15.6			
	鹅蛋黄	26.4			
	鹌鹑蛋	11.1			

数据来源：中国疾病预防控制中心营养与食品安全所《中国食物成分表》（第一册·第2版）。

5 种常见的微量元素

1. 锌

锌是构成人体多种蛋白质所必需的元素。锌能维持细胞膜的稳定性，激活多种酶，并且参与核酸和能量代谢，维持性功能，还能抗菌、消炎。处于生长发育期的儿童或者是青少年如果缺锌，会导致发育不良，如果缺乏严重，还会导致侏儒症和智力发育不良。

富含锌的食物：含锌量高的食物有瘦肉、猪肝、鱼类、蛋黄等。动物性食物普遍含锌量比较高，每 100 克动物性食物中含锌 3 ～ 5 毫克。植物性食物中，含锌量普遍偏少。每 100 克植物性食物中含锌只有 1 毫克左右。含锌量比较高的植物性食物有豆类、花生、小米、萝卜、大白菜等。贝壳类食物的含锌量是非常高的，如牡蛎、蛤、蚝、蚌等都含有较多的锌。若以含量来说的话，牡蛎又是其中的最优者。水果中锌的含量最少。总的来说，动物性蛋白质食物中锌的含量都较丰富，缺锌的人可多吃一些动物性食物。

2. 硒

硒是生命活动不可缺少的微量元素之一，能促进抗体形成、增强机体免疫力、维持酶和某些维生素的活性、参与激素的生理作用等，具有防病抗衰的作用。

富含硒的食物：如富硒米、黑山药、黑芝麻、黑豆、黑花生、黑米、大蒜、猪肉等。

3. 碘

碘缺乏是已知的导致人类智力障碍的原因之一，食物中长期缺乏碘会导致精神状态不良。经常食用含碘的食物有助于消除紧张、帮助睡眠。

富含碘的食物：一般含碘量高的食物多是海产品，如海带、紫菜、鲜带鱼、蚶干、干贝、淡菜、海参、海蜇、龙虾等。海带含碘量最高，新鲜海带中的碘含量可达到 2000 微克 / 千克以上；其次为海鱼及海贝类（800 微克 / 千克左右）。陆地上的食物，则数蛋、奶含碘量最高（4 ～ 90 微克 / 千克），其次为肉类。淡水鱼的含碘量接近或略低于肉类。植物的含碘量是最低的。

4. 镁

镁可以镇定中枢神经，帮助女性消除经期紧张情绪，减轻心理压力。镁缺乏就会导致各种各样的头痛，还可能出现怕光、怕声等附加症状。

富含镁的食物：含镁高的食物有松子、榛子、西瓜子、南瓜子、山核桃、葵花子、杏仁、墨鱼干、甘草、香菜、黑豆、龙井茶、砖茶、石榴花茶、珠茶、绿茶、花茶、红茶等。

5. 钙

钙是人体内含量较多的矿物质元素之一，它可以调节人体各个系统的组织和器官的功能。钙是脑神经元代谢不可缺少的重要元素，能帮助我们保持精力旺盛、头脑冷静并提高人的判断力，影响人的情绪。同时钙和磷还共同参与了人体的成骨和凝血。

富含钙的食物：有几类高钙含量的食物。第一类是乳制品，包括牛奶、羊奶、奶酪、酸奶等。第二类是豆制品，包括大豆、黑豆、豆腐、腐乳、豆腐皮、豆浆等。第三类是海鲜，包括鱼、虾、海参等。第四类是肉和蛋，包括牛肉、羊肉、鸡蛋、鸭蛋等。此外，还有绿色蔬菜，如芹菜、油菜等。

健康不走弯路
——住

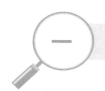

盥洗室里的健康密码

早上洗澡真的不好吗

到底是应该早上洗澡还是晚上洗澡呢?

首先我们要看一看大家为什么喜欢晚上洗澡。

第一,工作了一天,我们洗个澡是为了干净。

第二,晚上洗澡有利于睡眠。睡前洗个热水澡可以消除一天的疲劳,缓解工作压力,放松一天的紧张情绪。热水澡还可以增加身体的血液循环,促进身体热量的有效排出,使体温逐渐下降,有利于睡眠。但注意要在睡前至少一个小时洗澡,不要上床前才洗澡。刚洗完热水澡,体温太高,不利于睡眠,更不要吃完饭以后马上就洗热水澡。

那为什么很多人不习惯早晨洗澡呢?

第一,我们的传统生活方式中,一般不包含早上洗澡这回事。

第二,很多人认为晚上只睡觉没干活,所以感觉身上不脏,不用洗。还有人认为早上洗澡有损阳气,所以不敢早上洗澡。

其实就我个人而言,早晚都可以洗澡。因为晚上睡觉以前一个小时洗个热水澡有利于睡眠,早上起来洗个澡,可以让我神清气

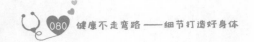

爽，带来一天的好心情。

所以早上洗澡和晚上洗澡没有好坏之分，只是个人习惯的不同而已。

头发油，有头皮屑怎么办

有人头上爱出油，还有头皮屑。这很可能是脂溢性皮炎。除了硫磺软膏或酮康唑发用洗剂之外，还有个小妙招：把洗发水挤在手掌心，加入 3 ~ 5 毫升碘伏和洗发水混匀后洗头发，让混合物充分铺满头皮。注意：不要马上冲掉，要等 5 分钟后再冲干净。每天或隔天用一次，效果不错。还可以使用二硫化硒洗剂。先用洗发水把头发洗净，再把二硫化硒涂满整个头皮，等待 5 ~ 10 分钟再冲干净。之后可以再用洗发水洗一遍。比较严重的话，可以隔一天用一次。不太严重的，可以一周用两次，感觉头油减轻后再用上一到两周。不过如果你有过敏反应，那就不要再用了。

有屁就放：别让忍住的屁从嘴巴里出来

俗话说臭屁不响，响屁不臭！屁的来源有两种。一种是平时吃饭、喝水、张嘴的时候吞进去了一些气体。这种屁的主要成分是空气。因为它的流量比较大，排出的速度很快，压力很大，所以，这种屁放的时候就特别响，但是一般都不臭。

另一种屁是肠道细菌跟食物发酵产生的，含有吲哚、粪臭素、硫化氢等气体。这些气体的流量相对较小，因此这种屁一般不响，却能臭到你怀疑人生。很多人在公众场合怕引起尴尬，即便有了屁，也硬生生地把它给憋回去。

一旦把这个屁给憋回去了，它可能就不见了。它去哪儿了呢？其实可能已经原路返回了，从肛门回到肠道，被肠壁吸收以后进入血液，进入肝脏，然后又重新回到胃里面，重新通过血液循环进入肺泡，最后从你的嘴巴里呼出来。是不是感觉自己像吃了一口屁？不要觉得恶心。因为这个屁的成分已经经过肝脏过滤，是没有毒的。想不到嘴巴也会"放屁"吧？

憋屁容易引起肠道功能紊乱，所以别憋着，有屁就要放。在这教给大家一个避免尴尬的方法：平时多练习提肛运动，提高肛门的控制能力，想放屁的时候就去卫生间解决。

脚气和脚臭，只要不偷懒就能好

一招搞定脚臭

脚臭，去朋友家不敢换拖鞋。怎么办？脚臭一般都是细菌发酵引起的，所以我们消毒杀菌就管用。具体怎么做呢？洗脚的时候，用半盆水，加 10 毫升碘伏，然后脚在里面泡 5 ～ 10 分钟，顺便把袜子放在里面也泡一泡，然后再把甲硝唑研成粉，每天往鞋垫上撒一点儿，并且每天换一次，基本上五六天就能明显改善脚臭。我只用了三天，脚就真不臭了。另外一定要记得每天换袜子。

如果脚还有脱皮现象，说明可能有真菌。可以去药店买抗真菌的药膏。洗完脚以后，把抗真菌的药膏用上，然后把袜子、鞋垫都进行消毒。鞋里还要用抗真菌的喷剂每天喷一喷。这样坚持一个月

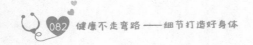

的时间，脚气就能改善。

糜烂性脚气怎么办？

如果脚趾缝里有脱皮、瘙痒、溃烂，越抓越痒，有时候还会出血，这个很可能就是糜烂性脚气。它是由真菌（霉菌）引起的。如果穿的鞋、袜子特别闷热，不透气，脚部的环境就特别有利于真菌（霉菌）的生长，就容易发生这种问题。而且，脚气还会传染。

怎么办呢？很简单。第一，泡脚的时候，在盆里放 10 毫升碘伏，泡完以后擦干脚，再拿碘伏原液，在溃烂的部位进行涂抹。第二，脚趾缝里撒上抗真菌的药粉，如硝酸咪康唑散。撒上以后最好穿上五指袜。以上操作，一天一次，坚持一到两周，就会有所好转。

水疱型脚气怎么办？

天气变暖了，有些人的脚趾缝和前脚掌会出现密集的水疱。其实这就是水疱型脚气。这种水疱型脚气很常见，也很烦人，因为它特别痒。那怎么办呢？可以去药店买一瓶抗真菌的喷雾剂，喷洒在有水疱的地方，一天一次。喷了以后不要挠，坚持 4 周。同时，生活中应该注意鞋袜的消毒。鞋、袜子、鞋垫都要消毒，并且注意保持脚部的干燥，症状就会有很大的改善。很多人脚气反复发作，有可能就是用药的时间太短，而且袜子、鞋垫也没有定期消毒。

脚气老不好怎么办？

脚气反反复复老不好，是药不管用吗？不是药不管用，很可能是以下两个原因。第一，脚气是真菌感染引起的，而真菌有很多种。如果只用一类药，效果有时候就不好，所以至少得两种药交替使用。比如说咪唑类的和丙烯胺类的交替来用，而且用的时间要长，至少坚持用上 1 ～ 2 个月。很多人往往觉得好了就停药，所以就觉得药不管用。

冲马桶有讲究

你是不是也有大便还没完就冲水的习惯？改改吧！不然容易生病。马桶冲水的时候会形成气溶胶，或者有水滴会溅起来，因此大便和马桶里的病菌就有可能通过泌尿道、生殖道进入人体，引起泌尿生殖系统感染。特别是女性，因为女性的尿道比较短。所以，上厕所的中途最好不要冲水。

怎么冲马桶才对呢？

先把马桶盖盖好再冲水。这样就能防止大肠杆菌、沙门氏菌等致病菌通过冲水时形成的气溶胶附着在我们身上或者毛巾和牙刷上面。

84 消毒液怎么用

84 消毒液是个好东西，但是如果用法不对，就有可能导致头晕、恶心、呕吐、拉肚子，甚至过敏性肺泡炎，严重的还有可能导致死亡。84 消毒液的主要成分是次氯酸钠。次氯酸钠和醋或者洁厕灵同时使用的话，容易产生氯气，而氯气会损伤我们的呼吸道黏膜。呼吸道黏膜一旦受损，就有可能引起喉咙水肿，严重的可能导致窒息死亡。

所以 84 消毒液千万不要使用原液，一定要稀释后再用。稀释方法很简单：用 84 消毒液的瓶盖取 10 毫升消毒液（一瓶盖大概能装下 10 毫升），倒进 500 毫升水里搅匀，就能得到一个合适的浓度。重点是，稀释的时候要用冷水，不要用热水，而且用完以后要赶紧开窗通风。

还要注意，84 消毒液一定要放在孩子拿不到的地方，以免孩子误服中毒。

蹲便和坐便，哪个更好

你觉得坐便好还是蹲便好？其实，坐便和蹲便各有利弊。

蹲便没有坐便舒适，然而保持蹲位的时候，肛直角会变大，一定程度上会让排便更加通畅，而且蹲便不用直接接触马桶，相对坐便来说更卫生。当然了，蹲便的缺点大家应该都知道，就是容易腿麻。还有蹲便的时候，膝关节和下肢会承受比较大的压力，所以蹲便不太适合老年人和一些腿脚不方便的人。

再来说说坐便。采取坐便方式排便的时候腹部承受的压力相对较小，对肛垫和直肠肛管的压迫也小。另外，坐便方式对于老年人或者腿脚不方便的人来说更安全。但也因为坐便方式相对舒服一些，无形中会延长排便的时间，而且坐着排便可能没有蹲着那么顺畅。所以坐马桶的时候，可以踩一个小板凳，上身微微前倾，让大腿和肚子呈 35° 左右夹角，这样就能更好地帮助排便。

另外，上厕所的时候尽量别带手机或者报纸、书刊，每次排便控制在 3 ~ 5 分钟，就能尽量降低痔疮的发病率。

拉肚子不是小事，可能是肠道在发炎

有些人吃顿辣的就拉肚子，对此却习以为常。这可不能不当回事。容易拉肚子，是因为肠道有炎症。很多人拉肚子往往不及时吃药，一直拖到严重了，实在没办法才吃药，这是不对的。拉肚子不能简单止泻，得从根本上解决问题。

饭后排便是我们与生俱来的内脏反射之一（胃—结肠反射），只是在有肠易激综合征的人身上表现得更明显。简单地说就是：肠子很容易受刺激。肠子一"激动"，就会出现肚子疼、肚子胀、拉肚子等症状。不光是吃辣，有的人甚至一喝冰镇饮料或者吃雪糕都会拉肚子。如果你经常这样拉肚子，就得引起重视了。

第一，多喝水！拉肚子会使体内水分流失，如果不及时补水，很容易脱水，一旦脱水就有可能危及生命。这可开不得半点玩笑！

第二，平时最好少吃或者不吃刺激性的食物，吃东西尽量清淡一些。

第三，中医调理，遵医嘱，合理用药。

好几天没大便了，应该怎么办

你多久大便一次？是一天两三次，还是两三天一次？其实不用在意次数，只要大便状态正常、规律，排便不费力，无便血就可以了。有的人好几天都不大便，大便去哪了？这些大便并没有消失，它就停留在我们的肠道里。长时间没被排出去，直肠会反复吸收这些大便的水分，时间一长，便秘就会越来越严重。便秘会让我们的肚子越来越大，还会让我们长赘肉、发胖。肠道里堆积的毒素还会跑到全身各处，导致我们脸上长色斑、痘痘，皮肤暗沉，有时口臭也是便秘引起的。

一般常见的习惯性便秘，也叫功能性便秘。一些不良的生活习惯是导致便秘的主要原因。改掉这些坏习惯，能有效地改善便秘。

1. 口渴了才喝水。口渴时，身体已经处于缺水状态，所以不要等口渴才喝水。每天少量多次地饮水，保持身体水分充足，可减少便秘发生。

2. 经常坐着不动或者不喜欢运动的人，发生便秘的概率也较高。所以坐一段时间要站起来活动活动。每天适当地运动、散步，都能刺激肠道蠕动，促进排便。

3. 很多人无肉不欢，不注意营养搭配。多吃一些富含膳食纤维的果蔬能帮助肠道蠕动，如每天吃上半斤红薯。

4. 有便意时憋着不去大便，长时间忍着，也容易便秘。最好养成定时排便的习惯，不管是早上还是晚上，形成自己的生物钟。

5. 大便时习惯看手机，注意力不集中，也会影响排便。排便要速战速决，没有便意不要一直坐在马桶上，这样会导致肛门部位静脉充血，诱发痔疮。

器质性便秘：

除上述习惯性或功能性便秘之外的便秘类型，基本都属于器质性便秘。

常见的器质性便秘有：结肠慢传输型便秘、出口梗阻型便秘、占位性便秘。其中，结肠慢传输型便秘主要是结肠传输慢导致，需要做结肠传输实验确诊；出口梗阻型便秘包括直肠黏膜内脱垂、内套叠、耻骨直肠肌肥厚与痉挛、直肠前突、盆底失弛缓等类型，需要做排粪造影检查确诊；占位性便秘包括腹腔内肿瘤压迫导致的便秘，和结肠癌占位导致的便秘，需要做腹部 CT、肠镜、结肠镜等检查确诊。此类型便秘基本无法用药解决，需要肛肠科医生用专业手段解决。

是否该去医院就诊的自我评估：

当出现下列情况时，一定要及时去医院肛肠科或肛肠医院做检查，早日确诊，才能有针对性地解决问题，避免延误病情！

1. 几天没大便，大便费力，感觉大便排不净。

2. 有严重的排便困难症状：因痔疮、肛裂、肛周脓肿或溃疡、直肠炎等原因导致排便疼痛，造成排便恐惧而形成的便秘。

3. 经常腹胀、腹痛，常规检查无肠梗阻、炎症及占位性病变者。

4. 自己摸到腹部有包块（注意与粪块区别开）。

5. 全身性疾病如尿毒症、糖尿病、甲状腺功能减退等使肠肌松弛、排便无力。

6. 药物副作用引起的严重便秘。

7. 各种原因引起的排便排气停止，伴呕吐、腹胀、肠绞痛。

刘医生小妙招：

一般便秘时可以试试以下方法：

1. 揉腹。坐位与平躺均可，平卧最佳，右手掌根紧贴腹部皮肤绕脐顺时针揉，力度以带动皮下肌肉为宜。每次 5 ～ 10 分钟。次数不限，多多益善。

2. 每天用温水坐浴一次，每次 5 ～ 10 分钟。这样做的好处有：

热水可以使痉挛的肛门括约肌放松，有助于排便；热水能改善肛周的血液循环，且直肠壁受到热的刺激会加快蠕动；肛门附近的干硬大便在热水的直接作用下，可以变软，从而有利于排出。

如果各种方法都试过了还是排便不畅，一定要去正规医院找医生，千万别乱吃药，特别是含蒽醌成分的润肠通便药或泻药，长期服用会导致结肠黑变病，不能长期使用。

医院挂号小贴士

如果只是便秘，可以提前挂消化内科的号。如果便秘还伴有其他症状，建议挂号前咨询医院的导医台医生。

最后，刘医生叮嘱大家，解决便秘问题需要患者的重视和医生的悉心治疗相配合。

警惕肠梗阻

当有腹痛、腹胀、呕吐、停止排气排便的症状，并且一直无法得到缓解时，就应引起重视了，可能是出现了肠梗阻。肠梗阻通俗地来说，就是消化道内容物不能顺利通过肠道的一种病症，也是常见的肠道疾病。它会引发一系列全身症状，严重时会危及生命，所以不能小觑，要及时就医。疑似肠梗阻，一般可去普外科或胃肠外科就诊。病情紧急就要去急诊科了。

如何预防肠梗阻？

1.不良的饮食习惯会导致肠梗阻形成，所以预防肠梗阻，首先要养成健康的饮食习惯。饱食后不要剧烈运动，避免肠扭转的出现。

2. 做过腹部手术的患者，术后需保证适量运动，减少腹腔粘连。

3. 老年人容易出现便秘导致的肠梗阻，因此老年人要保持肠道通畅，应多选择易消化、含纤维素多的蔬菜和水果，少吃肉食等不易消化的食物，必要时还可以适量使用通便药物。

4. 较大体积的肿瘤也会引起肠梗阻。所以要注意定期检查，尤其需要做验血、肠胃镜等项目。

5. 腹外壁疝的患者容易发生肠梗阻，而且当疝囊发生嵌顿或转变为绞窄性疝时，还容易导致肠管坏死。因此有腹外壁疝的患者应该尽早手术治疗。

不管是预防还是治疗肠梗阻，都要注意饮食和日常生活习惯。饭前、便后要洗手，不吃不洁的食物，少食刺激性的食物，宜食营养丰富、高维生素、易消化吸收的食物。如反复发生粘连性肠梗阻，应少食粗纤维的食物，避免暴饮暴食，饭后忌剧烈活动。

治疗期间，不要吃难消化的食物，宜吃清淡有营养的流质食物，如米汤、菜汤、藕粉、蛋花汤、蔬果汁等。

便秘者应注意通过调整饮食、腹部按摩等方法保持排便通畅，无效者可适当口服缓泻剂，避免用力排便，还要保持心情愉悦，每天适当进行体育锻炼。

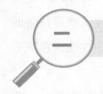

二 厨房里的健康密码

养成好的炒菜习惯

厨艺的高超不仅体现在色香味俱全，关键还要健康烹饪。如果炒菜习惯或者方法不正确，就会危害自己和家人的身体健康。如果你有以下这些炒菜的坏习惯，赶紧改掉。

1. 不要等油冒烟后放菜

油锅过热容易诱发火灾，不仅如此，油温太高还会对我们的身体健康造成不良影响。通常我们炒菜时会把锅烧热再放油，等油冒烟再下菜。这似乎是一件很平常的事。但是当锅中的油加热至冒烟，可能已达到 200 摄氏度以上。这个温度会使油变质。若长期食用高温油反复煎炸的食物，还可能引起高血脂、动脉硬化和心脑血管疾病等。所以一定不要等油冒烟再放菜。

2. 炒菜时添加各种含盐调料要适量

现在很多人都有意识地控制盐的摄入，知道吃盐太多不利于身体健康。可是很多人往往忽视了一些调味料中的含盐量。如果对这些调味料，如酱油、蚝油、鸡精、味精、豆瓣酱等的使用不加以控制，也容易造成摄入的盐超标。盐超标也就意味着人体摄入的钠元素增加，这就会影响正常的新陈代谢。饮食中的钠长期超标，极易升高血压，加速钙流失，加重肾脏、心脏、血管负担，促进动脉粥样硬化。

很多人的盐摄取量都是超标的，因为很多食物本身就含有盐的成分，尤其是一些海产品或腌制品，所以除了要控制盐的用量，还要控制含盐量比较高的食物、调味料的用量。

3. 炒完菜后要刷锅

有些人炒完一个菜后、发现锅还挺干净或者还有很多油时，会不洗锅接着炒下一个菜。其实，刷锅的步骤不能省。

因为看似干净的锅实际上也附着着油脂以及食物残渣，当经历再次的升温后极易产生苯并芘类致癌物质；另外残留的汤汁也很容易烧焦，产生有害物质。

4. 炒完菜不要马上关油烟机

炒完菜立马关油烟机，很可能会危害健康。因为炒完菜后一些没有充分燃烧的燃料和油烟依然会停留在厨房里，所以做完饭不要马上关油烟机，而应让油烟机多工作一会儿，避免残留的油烟影响我们的身体健康。

洗菜小技巧

农药喷洒在蔬菜表面会形成药物残留。农药残留是农产品的主要污染物。蔬菜洗得不干净会影响我们的身体健康，这也是很多家庭担心的问题。下面几个洗蔬菜的小技巧，会让我们吃得更安全、更健康！

蔬菜买回家，很多人习惯先择菜，后洗菜，其实这样会使残留的农药渗入蔬菜。所以最好调整一下洗菜的顺序，先洗菜，后择菜，就可以更安全、健康。

除了洗菜的顺序要注意，怎么洗也很重要。有些人习惯把蔬菜直接放在水里浸泡。这样可能会导致蔬菜上残留的农药在水中溶解后，反向渗入蔬菜。所以，最好用流动的水把蔬菜冲洗两遍后再浸泡。

对于有些残留的农药，单纯的浸泡并不能有效去除，可以在水中加入低浓度的果蔬清洗剂进行短时间浸泡，然后用流动水反复冲洗，就可以有效降低农药残留。用焯水的方法也可以去除农药残留，但时间不宜过长，不然效果反而不好。对于一些绿叶类含草酸较高的蔬菜，焯水不仅可以去除残留的农药，还能去除蔬菜中过多的草酸，避免蔬菜中的草酸影响人体对钙的吸收。

如何降低厨房油烟的危害

我们在炒菜做饭的时候会产生油烟。油烟包含许多有害物质，会损害呼吸系统、皮肤等，长期吸入油烟甚至还会增加患肺癌的风险。

降低油烟风险，应该做好以下这几点：

1. 拒绝"土榨油"

很多家庭觉得自己榨的油更健康。其实不然。"土榨油"作坊一般设备工艺落后，对油的精炼程度低，榨出的油在烹饪时会产生更多的油烟。所以我们要从正规渠道购买合格的食用油，少用各种

"土榨油"。精炼程度高的油，相对于"土榨油"，炒菜的时候油烟会少很多。

2. 控制油温

日常烹调时，油温应尽量控制在 200 摄氏度以下。等待油热的时候可以先稍微放一丁点食材，食材周围略有冒泡则表明油温已经足够，如果油冒烟了就说明油温已经过高。制作油炸食物的时候更容易产生油烟，所以应控制好油温，尽量缩短煎炸时间。

3. 选择低油烟的烹饪方式

多采用蒸、煮、焯、烩、炖、熬等清淡少油的方式做菜，可以减少油烟的产生。虽然不推荐高温煎炸的烹饪方式，但如果确有需要，可以选择黄油、椰子油、棕榈油等这些饱和脂肪酸丰富的油。

4. 防止干烧

经常有人在炖、熬东西的时候会忘了时间，导致锅里的食物烧干或者烧煳。因此烹调时最好设置闹钟，或者一定要在灶边留人，切勿干烧。

5. 使用强吸力的抽油烟机

做饭时不开油烟机相比做饭时开油烟机的人，患肺癌的风险更高。应尽量使用强吸力的抽油烟机，必要时可以戴口罩，做完饭让油烟机多工作一会儿，吸走残留的油烟，并且多开窗通风。

不可忽视的下水道卫生

隐蔽的下水道通常会被我们忽视，而它却是细菌的温床。保持家中下水道的通畅对我们的身体健康有很大的好处。

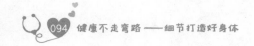

不将食物残渣、杂物等随意丢进下水道，是避免下水道堵塞的最直接的办法。给家里的厨房水槽放置过滤网，可以减少杂物进入下水道。同时应养成良好的清洁习惯，建议冬天用热水清洗餐具，这样不仅有助于清洗，而且也不易让油垢附着在下水道内壁引起堵塞。

用洗洁精清洗餐具怎样才能无残留

洗洁精是我们生活中普遍使用的日常清洗用品。随着人们健康意识的提高，很多人都担心洗洁精会残留在餐具上，残留的洗洁精对人体健康会有不良影响。

正规厂家生产的合格洗洁精，所含化学成分一般对人体毒性较低，甚至无毒无害，除非大量误服。为了避免洗洁精中的化学物质残留，我们该如何清洗餐具呢？

最好不要把洗洁精直接挤在餐具或厨具上，而是先用水稀释洗洁精，再用海绵或洗碗布蘸上擦洗。并且餐具不要长时间浸泡在稀释过的洗洁精中，洗完后应立即用清水反复冲洗干净，这样就不用担心洗洁精会残留在餐具上了。

所以，一定要选用正规厂家生产的合格洗洁精。小作坊生产的洗洁精质量不但没有保证，还有细菌超标的可能。经过充分的冲洗，洗洁精对我们的身体基本不会有危害，但是对我们的皮肤可能会有一定的刺激性。所以为了避免双手受到伤害，我们在用洗洁精洗餐具时最好戴上手套，并在洗涤后用清水将手套充分冲洗干净。

用热水烫筷子，你还在无效消毒吗

在饭店吃饭，经常有人会用热水烫一下筷子，消消毒。这种心理安慰式消毒法是不是很常见？这样做其实起不到消毒的作用，只能起到清洁作用。热水的温度不够高，达不到消毒的效果，时间太短也不能消灭餐具表面的全部微生物。那该怎么消毒才有效呢？

先把筷子洗干净再消毒，能更好地去除菌落。筷子用沸水煮不低于 30 分钟，或者用臭氧消毒柜消毒 45 分钟都可以起到消毒的作用，只是要保证消毒的时间足够长。用微波炉消毒也可以，只需 3 到 6 分钟即可，但是金属类的筷子绝对不可以放入微波炉中，并且要将筷子摆放在盛水的容器中，切记不可无水干烧。另外，酒精对很多细菌和病毒有很好的消杀作用，但是对木制、竹制筷子里的霉菌基本没用。

从消毒的频率上来说，筷子最好每周进行一次消毒。日常生活中，不仅要饭后立即清洗筷子，还要养成勤换筷子的好习惯，最好半年换一次。

除此之外，还需要防止致病微生物滋生，定期对厨房进行消毒清洁。常见的致病微生物有：幽门螺旋杆菌、肝炎病毒、霉菌等。如果家里有人感染了幽门螺旋杆菌、甲肝，需有一套专属的餐具，而且必须要单独清洗、消毒。所以采取分餐制，或者用公筷和每个人固定的碗筷更健康。

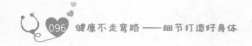

菜板、筷子常更换

木制的菜板和筷子作为家庭常用的厨房用具，往往有着一些健康隐患。

菜板或者竹木筷连续使用时间过长，再加上不恰当的放置和清洁处理，就可能会滋生各种霉菌，而霉菌可能会导致感染性腹泻、呕吐等症状，严重发霉的筷子还会滋生黄曲霉毒素。黄曲霉毒素可是非常危险的东西，1毫克就可能致癌，20毫克就会致死。所以竹木材质的菜板和筷子每次使用完毕，一定要进行彻底的清洁然后放置在干燥通风的环境中，最重要的是需要定期更换。

那我们如何判断筷子和菜板是否需要更换呢？可以从三个角度进行考量：

一是颜色。如果筷子和菜板表面已经发黑，并且很难清洗掉，那就说明上面已经滋生了细菌；如果上面已经产生了斑点，说明很有可能已经滋生了黄曲霉毒素，需要立刻更换。

二是气味。如果菜板和筷子表面摸起来发潮，并且闻起来有一股酸味，这就是"过期"的标志，也需要及时更换。

三是形态。若是菜板和筷子表面产生坑洼、裂纹，也需要更换，因为裂缝里面最容易隐藏细菌而且不易清洗。

当然也不一定非得等到上面这些问题出现时再进行更换，我们也可以简单地通过使用时间来判断。

竹筷最佳更换频率为2～3个月一次，因为竹筷有较强的吸水性，更易滋生细菌。

质量较好的木筷，可以半年更换一次。

不锈钢筷子的寿命要长很多，用几年不会有问题，但是购买不锈钢筷的时候一定不要贪图便宜。"三无"产品或不合格的不锈钢筷在使用过程中可能会存在铬、镍等重金属析出的隐患，严重危害我们的健康。

吃完饭赶紧洗碗，否则后果不堪设想

吃完饭一定要赶快洗碗，否则就是在培养细菌。

细菌繁殖的速度是指数级的增长。停留在碗筷上的细菌 10 个小时以后，1 个细菌就会变成 5.36 亿个，太可怕了。放置时间过久的碗筷，往往叠加了细菌的毒素，还有病毒的交叉污染，即使你用洗洁精清洗过，仍然会有一些残留，当你再吃饭的时候就会吃到肚子里去，就容易因此生病。所以，吃完饭要赶紧洗碗，别再拖了。

米、面的选择原则

天天都在吃的米、面，你会选吗？怎样判断米面是否优质？是价格越贵越好吗？

首先，选购优质大米需要注意以下几点。

1. 摸硬度

米粒的硬度是由蛋白质决定的，米粒越硬，蛋白质含量也就越高，透明度也会比较好。一般来说，新米比陈米要硬一些。选购时用两个手指使劲去捏米粒，如果有点硬，并且米粒没有碎掉，那就是新米。如果米粒碎了，那就可能是陈米，碎得越厉害就说明这种米存放的时间越长。

2. 看颜色

新米的颜色是乳白色或淡黄色的，而陈米的颜色则比较深。新米给人的感觉一般是颜色白、晶莹剔透、光泽度好。大米存放时间久了，颜色就会慢慢变暗，而且表面会呈灰粉状或出现白沟纹（俗称"爆腰"）。

3. 闻味道

新米的水分比陈谷新碾的大米多。而且新米闻起来有一股稻谷的清香，陈米则没有，甚至还有一股霉馊味。当然，如果闻到米的味道特别香，也需要警惕是否添加了香精。

4. 看季节

在稻谷收割季节后1个月左右，更容易买到新米。但由于各个地区气候不同，稻谷品种不同，收获的时间也会有些不同。

5. 用手抓

新米用手使劲一团，手松开之后大米还会保持一团的状态，并缓缓散开，而陈米则没有这种感觉。

还有一点，到超市选购大米时，尽量购买袋装的，这样既能看到保质期，买到的米又能少很多灰尘。而散装米经过长时间堆放，可能已经基本失去了米香味，而且灰尘也比较多。

再来说说怎样才能选到优质的面粉。

1. 走出面粉越白越好的误区

面粉并不是越白越好。符合国家标准的面粉，在通常情况下都呈乳白色或微黄色，手感细腻，颗粒均匀。面粉中含有少量胡萝卜素，所以加工精度低的面粉大都不会是雪白色。如果买的面粉偏白，可能是加了增白剂。

2. 分清面粉的种类

面粉根据蛋白质的含量高低，分为：高筋粉、中筋粉、低筋粉；按照加工精度又分为：特一粉、特二粉、标准粉、普通粉等。相对来说加工精度越高，矿物质、维生素和膳食纤维的含量越少。

3. 闻气味

面粉应有自然的麦香味。符合国家标准的面粉都有小麦的天然香味，若面粉淡而无味或有化学药品的味道，则说明其中可能含有超标的添加剂，或用陈化粮加工而成。

米和面食到底哪个对我们的身体更好呢？

从营养价值来看，我们日常吃的大米和面粉都含有很多蛋白质，多种维生素和矿物质，但主要成分还是碳水化合物。根据《中国食物成分表》（第6版）显示，大米和小麦粉的营养价值差别不大，大家可以根据个人习惯进行选择。作为北方人的我，米和面都喜欢吃。大米类制品和小麦类制品加工熟透之后，里面的淀粉会糊化，更利于人体的吸收，所以无论大米还是面粉都应该做熟了再吃。但是对于一些麸质过敏（主要由面筋蛋白引起）的人来说，大米类的制品就比小麦类的更安全一些。

米面应该吃多少？

因为大米和面粉都含有很多碳水化合物，所以，患有糖尿病或对能量需求不大的人，不建议吃太多米面，尤其是精制的米面。此类人群在饮食结构中可以让碳水的比例减少，均衡饮食，比如，每天可以吃谷薯类食物 250 ～ 400 克、水果 200 ～ 350 克、奶制品

300 克、鱼肉蛋类 120 ～ 200 克。对于正常人来说，体重约 50 千克的人，每天可以吃 200 ～ 250 克碳水化合物；体重约 80 千克的人，每天可以吃 320 ～ 400 克碳水化合物。

鸡精和味精谁更有营养

鸡精比味精更有营养吗？那你可能搞错了，它俩区别真的不大。

从成分上看，味精就是谷氨酸钠。谷氨酸钠本来就是从天然食品中提取的，一般是通过发酵甘蔗、甜菜以及淀粉类物质获得，不是化学合成的，而且正规厂家的味精都符合国家标准。再说了，我们又不把味精当饭吃，水喝多了还会中毒呢。每天食用味精不超过 2 克就行。

再看鸡精。鸡精是从鸡身上提取的吗？错了。鸡精的主要成分跟味精一样，谷氨酸钠占 40%，而且还添加了淀粉、增味核苷酸、糖以及其他一些香料。鸡精除了味道更丰富、鲜美以外，它的成分和味精相比，没什么好坏之分。

我们再比比营养。味精和鸡精都是调料，不是主食，营养价值都不高，最多就是鸡精比味精的营养成分多一点点。要补充营养，还是得吃正餐。

最后再比比危害。有人说，味精加热到 120 摄氏度以上会产生焦谷氨酸钠，能致癌。这也是不对的。焦谷氨酸钠并不会致癌，而味精加热到这个温度只有一个缺点，就是没有了鲜味。所以味精应该出锅前再放。如果非要说味精致癌，那盐也一样，因为高盐会增加患胃癌的风险。

有人调查说，炒菜放鸡精的人，比不放鸡精的人身体差一些。我认为可能是因为放了鸡精的菜好吃一点，吃多了就容易发胖，胖了自然就有一些小毛病。所以别怪鸡精，只能怪自己没管住嘴。

以上比较的结果就是，味精和鸡精都差不多。但 1 岁以下的小孩和一些高血压患者应尽量少吃，普通人适当吃一点没有害处。反而我们要注意的是盐。盐吃多了容易导致很多疾病。

三种调味料，不想痛风就少吃

以下这三种常用的调料可能会引起高尿酸，诱发痛风，一定要少吃！

1. 蚝油。100 克蚝油含嘌呤 200 多毫克。经常吃的话尿酸会升高。高尿酸的人最好少吃或不吃。

2. 豆豉酱。它的主要原料是黄豆，吃多了，体内的嘌呤含量会上升，导致尿酸无法正常代谢。

3. 料酒或黄酒。它们是含有酒精的，酒精能让我们体内的乳酸堆积，造成尿酸代谢困难，加重痛风。

除此之外，痛风患者还要注意日常生活管理：

饮食方面，要保证充足的饮水量，每日饮水 2000 毫升以上；避免摄入酒精、含糖饮料及动物性高嘌呤食品；增加新鲜蔬菜的摄入。

痛风患者饮食禁忌

1. 限酒，特别是啤酒。

2. 减少高嘌呤食物的摄入。

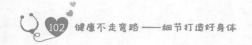

3.减少富含果糖饮料的摄入。

生活方式方面，要控制体重及腰围，增加体育运动，规律饮食和作息，尽量戒烟，停用可导致尿酸升高的药物。

为什么痛风患者要限酒，尤其是啤酒

喝酒的时候很多人经常会吃火锅、麻辣烫、烧烤等高嘌呤的食物。

酒精，也就是乙醇，能够加速嘌呤的代谢，让血尿酸的浓度快速升高。酒精在体内还会代谢为乳酸，能够抑制尿酸在肾脏排泄，让体内的血尿酸水平进一步增高。酒类本身，也是制造嘌呤的原材料，特别是啤酒含有比较多的鸟苷酸，经人体代谢以后，还会产生更多的嘌呤，让尿酸生成加快，形成尿酸结晶。尿酸结晶很喜欢堆积在关节里面，一旦过量，就会引发痛风性关节炎。

痛风患者不能吃海鲜吗

这种说法不全对，要看食物当中嘌呤的含量。食物按嘌呤的含量分为三类。低嘌呤的食物可以吃，中嘌呤的食物尽量限制一下，高嘌呤的食物就不要碰了。那如何分辨呢？

主食里除了豆类属于中嘌呤食物，土豆、红薯、各类米面都属于低嘌呤食物。肉类当中除了动物的血液属于低嘌呤食物，大部分肉都属于中嘌呤食物，个别的属于高嘌呤食物。海鲜当中，海参、海蜇皮、桂鱼，属于低嘌呤食物，但大部分海鲜都属于高嘌呤食物。蔬菜中，豆芽、紫菜、香菇、芦笋属于高嘌呤食物，其余少部分属于中嘌呤食物，大部分蔬菜都属于低嘌呤食物。（详见 62 页内容）

痛风患者也要少吃糖，你知道吗

痛风患者，含糖的饮料、高糖的食物、水果，都得少吃。为什么呢？

第一，吃太多糖的话，体内分泌的胰岛素会增多。胰岛素会促进尿酸的合成，而尿酸排不出去，血尿酸就会升高，时间一长，就会形成胰岛素抵抗，让血尿酸长期超标。

第二，水果里含有果糖，如果短时间吃了大量的果糖，也会加速体内嘌呤的分解和代谢，让我们的身体合成更多的内源性尿酸，就可能加重高尿酸血症，诱发痛风急性发作。

第三，糖本身是人体的重要热量来源，会增加我们的食欲，使我们不知不觉就容易吃太多。长此以往，不但容易长胖，也不利于我们尿酸的排出。

"千滚水" 能致癌是真的吗

反复烧开的千滚水真的能致癌，这是真的，但是你不要担心。因为你根本就喝不到真正的千滚水。

什么样的水叫千滚水？到底烧多少次才能致癌？说千滚水能致癌，是因为水里含有硝酸盐和亚硝酸盐，当水烧开以后，硝酸盐会转变为亚硝酸盐，而亚硝酸盐达到一定量的时候，对人体是有危害的。按照国家标准，每升水含 1 毫克的亚硝酸盐对人体是有危害的。我们平常用的自来水每升里面只含有 0.007 毫克的亚硝酸盐，把它烧开一次，亚硝酸盐的含量会增加到 0.021 毫克。如果连续烧开 20 次，亚硝酸盐含量会达到 0.038 毫克。按照这个增长速度，1 升水要反复烧开 1000 ～ 2000 次，才能达到危害身体健康的程度，然而烧 1000 次肯定会把水烧干，所以说这种千滚水你是喝不到的。

今后不要再随随便便把烧开了很多次的水给倒掉了，因为水很宝贵，不要浪费资源。

隔夜水真的会致癌吗

"上午烧的水，下午能喝吗？"答案肯定是能喝。那晚上烧的水，第二天天亮就不能喝了吗？都一样经过了几个小时而已，肯定也是能喝的。

还有人说："隔夜水有亚硝酸盐，会中毒的。"其实我们平时喝的水里本来就有少量的亚硝酸盐。把水烧开，等待 30 分钟后，亚硝酸盐的含量会很稳定，隔一夜也不会有多大变化，真到中毒的地步，你得连喝几十升隔夜水！到时候可能都水中毒了，亚硝酸盐还没到中毒剂量呢。

另外，也不用担心隔夜水里有细菌，不干净。水烧开之后，绝大部分细菌已经死了，如果只是隔了一夜，细菌繁殖不了那么快。

的确，有时候隔夜水喝起来有怪味，这一般是空气里的二氧化碳溶进去，形成碳酸造成的，对身体没有影响。所以，以后放心喝水，别吓自己了。

七种不宜冷藏的食物

冰箱是保险箱吗？不是的，下面七种食物是不适合放在冰箱冷藏室的，放进去不但不保鲜，可能坏得更快。

第一种，热带水果。香蕉、杧果、木瓜等一些热带的水果如果没成熟就放到冰箱里面，会抑制乙烯的产生。乙烯是促进水果成熟的。所以把这些水果放到冰箱里，会长时间也不成熟，而且放在冰箱里面，特别容易出现冻伤。其实只要用保鲜膜把香蕉的根部包起来，把木瓜和杧果用纸包起来，放在阴凉通风的地方就可以了，不用放冰箱。

第二种，土豆和红薯。把它们放到冰箱里，潮湿的环境更容易让它们发芽，进而使龙葵素的含量增加，吃了以后容易导致中毒。正确的保存方法应该是把苹果放在存放土豆和红薯的地方。这样，苹果散发出的乙烯可以减缓土豆和红薯发芽的速度。还有一点特别重要：土豆和红薯不能放在一起，否则容易发芽。

第三种，大蒜和洋葱。这两种东西放在干燥通风的地方就可以了。

第四种，面包特别是刚烤出来的面包。我们都知道，面包是越软越好吃，放冷了以后它就会变硬，变得不好吃了。建议刚出炉的面包，或者刚买的面包就放到纸袋子里，在保质期之内把它吃完。

第五种，蜂蜜。蜂蜜含糖量比较高，所以天然就具有保鲜的功能。把蜂蜜放到冰箱里以后，温度太低，蜂蜜就容易析出晶体，影响口感。所以蜂蜜放在阴凉处就可以了。

第六种，中药材。一些中药放到冰箱里容易受潮，引起变质或者影响药性，服用后甚至还有可能出现不良反应。

第七种，咖啡和茶叶。咖啡和茶叶放到冰箱里，如果密封不严，就特别容易吸潮，而且冰箱的异味也容易跑到咖啡和茶叶里去，影响它们的口味和品质。如果咖啡和茶叶短期内不打算喝，可以把它们密封到一个瓶子或者袋子里，放到冷冻室冷冻起来，这样保存时间会更长一些。

餐桌上的致癌物

我们平时经常吃的坚果，如瓜子、花生、腰果等，只要发霉了，就赶紧扔了它。如果不小心吃到有发苦的，赶紧吐掉。发苦的坚果里面很可能含有大量的黄曲霉毒素，所以吃到苦的一定不能咽，要吐掉，然后漱口。

没吃完的大米饭万一忘记放冰箱里，或者放在冰箱里的时间太长了，闻起来有变质的味道，也要赶紧扔掉。很多人觉得扔了太浪费，就放到锅里再煮一煮，蒸一蒸，以为蒸透了就没事儿了。大错特错。高温根本就无法去除黄曲霉毒素。

芝麻酱、花生酱，特别是非正规厂家生产的，很有可能含有黄曲霉毒素。如果制作方对原材料的筛选没那么注意，就可能把一些发霉变质的芝麻、花生直接一起打成酱，你也吃不出来，但里面是含有黄曲霉毒素的。

有些自助榨油的小作坊，即使原料是顾客自己带的花生、芝麻、豆子，如果卫生条件达不到的话，设备上也很可能会有细菌、黄曲霉毒素，导致榨出的油受到污染。长期吃这种油的话，就有患病的风险。另外，保存方法也很重要。不要保存太久，以免变质了还在吃，这是绝对不可以的。

省出来的病

节省是美德，但是很多病，都是省出来的。

第一，为了图便宜买一些不新鲜的食材，长期吃的话，对健康会造成危害。

第二，隔夜菜舍不得倒掉。隔夜菜，尤其是绿叶菜，会产生亚硝酸盐，长期吃的话，对健康没有好处。

第三，水果发霉了，舍不得扔，只把发霉的部分切掉继续吃。这种水果里的霉菌已经扩散到没有发霉的地方去了，长期吃这种水果是会危害健康的。

第四，筷子、菜板、抹布不光容易滋生细菌，而且容易滋生黄曲霉毒素。黄曲霉毒素也是一级致癌物，所以经常使用的筷子、菜板、抹布一定要定期更换。

第五，过期的食品舍不得扔，殊不知吃了很可能会导致肠胃炎，甚至食物中毒。

第六，为了省电，晚上看电视时不舍得开灯。这样做会伤害眼睛。做饭的时候，为了省电，不舍得开油烟机，这样会使我们的肺

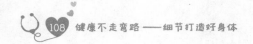

部受到油烟的伤害。

第七，节省食用油，遇到促销时就一次买很多。很多人以为食用油只要在保质期以内都可以放心吃，其实不对。因为食用油一旦开封了，就最好在三个月以内把它吃完，放得越久越容易变质。

第八，为了省钱，不去体检。很多人觉得自己没病，没必要体检，还浪费钱，从而错过了早期癌症的发现，也错过了最佳治疗时间。这样不仅要花掉更多的钱去治病，而且还可能给自己和家庭带来不幸。

综上，为了自己的身体健康，赶紧把这些不健康的习惯改掉吧。

你用卫生纸擦过嘴吗

别用卫生纸擦嘴。这可不是矫情。卫生纸和纸巾看起来没什么区别，但这两种纸从用途上来说，一个是擦屁股的，一个是擦嘴的，所以它们在生产标准方面是不一样的。比如卫生纸要求每克含有的细菌菌落在 600 个以内；纸巾要求每克含有的细菌菌落在 200 个以内，所以卫生纸上的细菌可能会比纸巾要高 3 倍。所以，尽量还是用纸巾擦嘴。

中毒相关知识须知

中毒的表现：

头晕、出汗、恶心、呕吐、胸闷、腹痛、腹泻、昏迷等，都可能是急性中毒的常见表现，有些中毒还有自己的独特表现：

昏迷伴有口唇红润——急性一氧化碳、氰化物中毒。

昏迷伴有皮肤及口唇青紫——亚硝酸盐、亚甲蓝（美蓝）中毒。

昏迷伴有双侧瞳孔缩小——阿片类药物、海洛因类毒品、有机磷农药、毒蘑菇、某些安眠药中毒。

昏迷伴有双侧瞳孔扩大——肉毒杆菌、阿托品类药物、氢化物中毒。

出现流泪、流鼻涕、流口水现象——有机磷农药中毒。

呼吸有异常气味。大蒜气味——有机磷中毒；苦杏仁味——氰化物中毒；酒味——酒精中毒。

持续的剧烈抽搐——毒鼠强、氟乙酰胺中毒。

处理方法：

食物中毒：

1.首先应立即停止继续进食，可以用手指或者筷子等物刺激舌根催吐，还可以大量饮用温开水来催吐。

2.如果在催吐的过程中出现了呕吐咖啡样物或者鲜血，要立即停止催吐。

3.如果吐血症状比较重，腹痛比较明显，甚至出现了脱水、休克、昏迷等症状，要立即前往专业的医疗机构进行治疗。

误服农药中毒：

立即拨打120，迅速将患者转移到空气新鲜的地方，并脱去被污染的衣帽、鞋袜等，用温水或肥皂水充分冲洗被污染的皮肤、头面部等，并为身体保暖。禁用热水或酒精冲洗，以免血管扩张增加毒物的吸收。

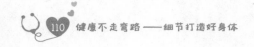

酒精中毒：

急性酒精中毒的患者在护理时要注意防止呕吐物误吸，避免呼吸道阻塞窒息。如果患者还能喝水，应给患者喝些糖水，加速酒精代谢，有助尽快醒酒。如果患者不省人事，应尽快送医院急救，避免引发严重后果。慢性酒精中毒患者，则需要戒酒，减轻酒精带来的伤害。

煤气或一氧化碳中毒：

开窗通风，立即拨打 120，并迅速将患者转移到空气新鲜的地方。

烧烫伤怎么正确处理

我国每天约有 2600 万人发生不同程度的烧烫伤，其中约 1/3 为儿童，高发年龄为 0 ～ 5 岁。8% 的伤者有毁容甚至终身残疾的可能，而且 85% 以上的儿童是在有家人看护的情况下受伤的。

烧烫伤的正确急救五字口诀是：冲、脱、泡、盖、送。

第一步：冲

立即用缓慢流动的冷水冲 15 至 30 分钟，达到快速降温的目的。

第二步：脱

小心除去衣物或用剪刀剪开衣物，不要弄破伤处的水疱。

第三步：泡

继续将伤处浸泡在冷水中 15 至 30 分钟，但小孩和老人浸泡时间不宜过长。

第四步：盖

用干净的毛巾或纱布等覆盖伤口，切记不可涂抹任何药物或用偏方处理。

冲 脱 泡 盖 送

冲 用 15 ～ 20 摄氏度流动冷水冲 15 ～ 30 分钟，直到刺痛火辣的感觉改善。

脱 充分泡湿后小心除去衣物，尽量避免将水疱弄破；必要时可用剪刀剪衣物，保留粘住皮肤的部分。

泡 继续将伤处浸泡于 15 ～ 20 摄氏度冷水中 15 分钟，可减轻疼痛及稳定情绪。

盖 用干净的毛巾、布单或纱布覆盖伤口，不要任意涂抹外用药物或使用民间偏方处理。

送 除极小且极浅（一度烫伤）的烫伤外，最好前往临近医院做进一步处理。

第五步：送

除程度较轻的伤以外，伤者应前往医院烧伤科做进一步处理。

如何预防烧烫伤害？

远离热源：让孩子远离热饮、热液、暖水瓶、电源、汤锅、插座、消毒液等，危险品要放在孩子够不着的地方。

家里的电源电器要定期检查维修，避免引起意外事故。

吃火锅时要看护好孩子，用自助酒精加热火锅时要确保孩子远离火源。安全意识不能丢。

夏季使用花露水驱蚊时要远离热源。

有小孩的家庭尽量不要在桌上铺桌布，蹒跚学步的孩子最容易拉桌布造成热饮浇在身上。

刘医生有话说

1. 万一发生烧烫伤，第一时间就要用凉水冲！

2. 如果当时条件不允许，用瓶装矿泉水冲也可以。

3. 户外烧烤时如果衣服不慎被点燃，记住：停！躺！滚！然后就近寻找水源冲泡伤处，快速降低烫伤温度。

4. 民间偏方不靠谱。抹牙膏、酱油、香油、面粉等都是错误的，因为都会加速热量下沉，加深烫伤程度，而且会为医生做伤口清理增加麻烦，造成皮肤二次伤害。

5. 处理烧烫伤，要点是冲、脱、泡、盖、送。

卧室里的健康密码

早晨起床要注意什么

早晨起床有这六种情况，可能是疾病先兆。

一、如果醒得早，觉得又饿又心慌，四肢无力，吃点东西后又好一些了。这可能是血糖出了问题。如果好几天都这样，最好马上去医院做个糖尿病排查。这很可能是胰岛功能出了问题，吃进去的糖分没办法转化成能量，身体就会消耗脂肪和糖原，所以糖尿病早期的患者就特别容易饿。除了饿，糖尿病早期时，患者还可能会胃口变大、饭后犯困、经常口渴、小便次数变多、体重下降、握力变小等，一定要引起重视。

二、如果一觉醒来眼屎变多，眼屎的状态发生变化，有可能是眼病或感染。因为正常的眼屎大多是透明或淡黄色，量很少，没啥味道，也不会引起眼睛不舒服。如果眼屎是黏稠的，白色丝状，可能是干眼症或急性过敏性结膜炎导致的；如果是稀薄，还有带黏性的水样液体，则可能是病毒性角膜炎或结膜炎，或者早期泪道阻塞、过敏等；如果是又黏又脓的眼屎，要考虑是不是慢性过敏性结膜炎或沙眼。

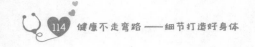

三、头晕。熬夜、没睡好，早上起来都可能会头晕，但有时候也可能是因为颈椎病和血液黏稠。

比如颈椎骨质增生，椎孔狭窄就会压迫椎动脉，大脑就会缺氧，起床就会头晕。颈椎压迫神经还会使颈部、肩部和肩胛骨处疼痛，手脚发麻，甚至造成耳鸣、眼花，严重的还会导致瘫痪。遇到这些情况，赶紧去医院做个 CT 或者核磁共振，以防耽误病情。

如果血液黏稠，也会影响大脑供血和供氧，导致早上起来头晕。怀疑自己血液黏稠的话，可以去做一个血液生化检查。

四、水肿。睡觉前喝太多水或头一晚吃太咸，早上起来可能会有轻度浮肿，但一般起床活动一下，20 分钟左右就会消失。如果没有消失，就需要去医院检查肾脏和心脏的情况。

如果是心脏病引起的水肿，有可能是心力衰竭。它有三个表现。

1. 轻轻按压胫骨侧，正常的皮肤会迅速回弹，而心衰型水肿就是一按一个坑，回弹慢。

2. 水肿最先出现在下半身，慢慢向上发展。

3. 有小便量减少、尿频、体重增加、胸闷气短的表现。

如果是肾脏导致的水肿，也有三个表现。

1. 肾病导致的水肿，按下去不会回弹，甚至皮肤上能看到按压所用手指的指纹。

2. 水肿从眼睑和脸开始，慢慢扩展到下半身。

3. 小便尿出来会起泡，还有排尿困难、尿量减少、颜色改变，甚至血压升高。

出现这些症状，一定要及时就医。

五、晨僵。早上关节僵硬，超过 10 分钟就要引起注意，有可能是关节炎。如果是类风湿关节炎，晨僵时间会超过半小时，活动也不起作用，还会出现关节疼痛、变形、肿胀等症状；如果是骨关节炎，活动后会有缓解。当然，红斑狼疮、皮肌炎等也可能出现晨僵，建议去风湿免疫科检查一下。

六、手脚发麻。早上醒来经常手脚发麻，要当心脑卒中和糖尿病。如果一边手脚麻，加上面部僵硬、口齿不清、眼前发黑、走路不稳，就有可能是脑卒中的表现，要及时就医。如果两边手脚都有麻木感，还一直不消失，就有可能是神经末梢病变或糖尿病。

落枕了怎么办

落枕主要是由于夜晚睡觉的时候枕头不合适，或者睡觉的姿势不正确，颈部肌肉纤维组织长时间受到牵拉，出现损伤。

落枕了怎么办？两个方法教给你，短时间内就能见效！

1. 先找局部的压痛点，轻轻地揉，从轻到重慢慢地揉，能有效缓解疼痛。

2. 找到落枕穴（第二、三掌骨中间，掌指关节往下 0.5 厘米的地方）。这个地方有个凹陷，用力揉，感到酸痛的时候脑袋开始转，先前后左右上下转，然后左右摇摆，可以有效缓解疼痛。

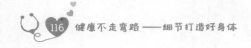

你熬过的夜都写在脸上

熬夜的人都有什么共同特点？他们大概率都拥有一张熬夜脸。什么是熬夜脸呢？比如黑眼圈、长痘痘、毛孔粗大、长细纹、皮肤粗糙、肤色暗沉、水肿……你能想到的皮肤问题几乎都会出现。英国的一个睡眠实验室曾经做过一项实验，让一个人连续五天分别睡足8个小时，然后再连续5天只睡6个小时，记录他的面容状态。对比以后发现，当连续睡眠不足的时候，皮肤就会呈现肉眼可见的疲惫和衰老。

为什么熬夜对皮肤伤害这么大呢？第一，熬夜会影响内分泌，导致皮脂腺分泌旺盛。皮肤大量出油，会导致毛孔堵塞、毛孔粗大、长痘痘。第二，熬夜玩手机会引起皮肤黑色素沉着，加速皮肤的衰老。第三，作息不规律还可能导致肠道菌群失调，进而导致湿疹、皮炎、黄褐斑……

如果你上夜班不得不熬夜，应该怎么办呢？第一，下夜班以后赶紧睡觉，把睡眠补足。第二，女孩子尽量减少化妆的次数。第三，就是选择一些保湿补水，且温和不刺激的护肤品，比如选用含有虾青素、维生素C等成分的护肤品，帮助皮肤抗氧化。第四，洗脸以后可以适当地用精油按摩，改善皮肤的血液循环，帮助皮肤新陈代谢，从而缓解眼袋和面部浮肿。第五，就是多喝水，多吃水果、蔬菜，以及鱼、肉、蛋、奶等高蛋白食物。

熬夜后怎么补救？

想要降低熬夜对身体的危害，可以试试以下这几种方法。第一，熬夜的时候多喝一些温水，补充水分，或者喝一些热牛奶。第二，熬夜以后一定要吃早饭，但是不能吃得太油腻，清淡一点最好。第三，第二天最好能洗个热水澡。如果有时间最好补个觉，实在不行的话中午挤时间睡上半小时，下午精神就会好很多。第四，睡醒以后可以吃一些水果、蔬菜，补充维生素。当然了，尽量还是别熬夜，因为熬夜的危害实在太多了。

每天睡几个小时好

我们都知道熬夜对身体特别不利，那多睡会儿行吗？其实，睡多了可能更不好。

研究表明，平均每天睡眠少于 5 个小时和超过 8 个小时的人群，死亡风险要远远高于每天平均睡 6 ～ 8 个小时的人。其中每天睡眠时间超过 10 个小时的人，死于脑卒中的风险会高于 56%，死于心脏疾病的风险会高于 49%。

午睡可以缓解因为睡眠不足导致的心脏不适。但是午睡时间超过 1 小时的人群，全因死亡风险、心脑血管疾病发病的风险都会增加。所以每天午睡的时间，最好不要超过 1 小时，以半个小时左右为宜。

裸睡居然还有这个好处

你喜欢穿着衣服睡觉吗？全裸睡觉对身体有很多好处。首先，它对皮肤好，因为没有衣物的束缚，会更有利于我们皮肤的新陈代谢。其次，裸睡不但可以提高睡眠质量、有助于睡眠，而且还能有助于减肥。更重要的是，裸睡对男性性功能有很好的提升作用，因为没有了内衣的束缚，气血更加流畅，对紧张引起的性功能障碍有很好的改善作用。

睡觉流口水怎么办

你睡觉爱流口水吗？睡觉流口水是什么原因呢？一般来讲，可能是睡觉姿势不对，比如说趴着睡觉、侧着睡觉，就可能引起流口水。调整一下姿势就没问题了。但是还有另外的五种情况，可能是疾病导致的。

第一种，口腔里有问题。比如牙缝大，牙缝里就容易塞食物。晚上睡觉的时候细菌牙缝里面发酵，会刺激口水分泌，使得口水变多。一发酵，那个味也特别难闻。所以要想解决这个问题，就得把口腔的问题解决掉。

第二种，呼吸系统疾病，导致呼吸不畅。**睡觉时鼻子不通，张着嘴呼吸，口水就容易流出来。**

第三种，过度兴奋、劳累、紧张，用脑过度或者吃了某些药物以后，有可能也会使人在睡觉的时候因大脑发出错误的信号而大量分泌口水。

第四种，脑血管疾病患者也容易流口水。

第五种，面神经炎的患者也容易流口水。**如果您不想睡觉时口水横流，就要注意了，晚上吃饭最好不要太油腻，也不要吃完饭立马就睡觉，还要勤刷牙、多漱口，选择一个比较舒服的姿势睡觉。**

如果睡觉流口水的问题总是解决不了，建议您早点去找医生做个检查，找出病因，尽早治疗。

如何才能不打呼噜

在正常成年人当中，有接近一半的人打呼噜。

打呼噜其实不可怕，可怕的是打了几下之后，突然不打了，过了几秒，这个呼噜声又出现了，而且越来越响。在医学上，这叫作睡眠呼吸暂停综合征。

在打鼾暂停的那段时间，没有呼吸，空气没办法进入肺部，会导致血氧饱和度降低，也就是说血液里面的氧气不够了。而一旦缺氧，就会影响大脑功能。长期打呼噜，可能会导致记忆力低下，早上起来仍旧昏昏欲睡、头痛，甚至让人脾气暴躁，严重的话，还会引发高血压和心脑血管疾病。

那如何才能缓解打呼噜呢？

第一，戒烟戒酒，避免过度劳累。

第二，减肥，增强体育锻炼。

第三，晚上睡觉最好侧着睡。

第四，可以在医生的指导下尝试服用对症的药物或使用呼吸机。

为了自己和家人能睡个好觉，赶紧试试这些方法吧。

如何快速入睡

失眠，往往是多种因素造成的：躯体疾病、精神障碍、药物滥用等。还有一些失眠与睡眠呼吸紊乱、睡眠运动障碍等相关。失眠常与其他疾病同时发生，有时很难确定这些疾病与失眠之间的因果关系，所以大家在治疗失眠时，一定要考虑多方面的因素，并及时咨询医生。

如果每周有三次以上睡眠障碍，且持续1个月以上者，就应引起高度重视，及时就医。有研究表明，睡眠障碍会影响人的学习、记忆、情感等，进而导致心理疾病。很多有心理问题和精神疾病的人都存在严重的睡眠障碍，而且长期睡眠障碍是慢性疲劳综合征、高血压、冠心病、糖尿病、脑血管病的重要原因之一。

医院挂号小贴士：

失眠可以挂神经内科，也可以挂精神科。

如果是轻度失眠，一般看神经内科即可。轻度失眠大多数是神经衰弱引起的，也可能是长时间精神紧张、压力大或者是睡眠不足引起生物钟改变而导致，可以在医生指导下口服一些安神的药物。

如果是由焦虑症和抑郁症引起的失眠，症状可能会比较严重，同时患者可能会伴有焦虑和抑郁的症状。这种情况下，应该看精神科。

每个人治疗失眠的方式都不一样，但让心态保持平和，是治疗失眠的有效手段。

刘医生小妙招：

有一个可以使人快速入睡的方法，十分有效，分享给大家。

第一步，放松你的整个面部，包括口腔内的肌肉。

第二步，放下手臂，越低越好，尽快放松，如果做不到，可以先让手臂紧张一下，然后再放松。

第三步，呼气，放松胸部，然后吸入足够的空气。

第四步，呼气，想办法放松你的腿，关注你的脚和膝盖。

第五步，全身放松后，可以开始清理你的思绪，想象一个放松的场景，让你的思绪清醒 10 秒。

第六步，如果想象不起作用，可以反复对自己说"不要想、不要想、不要想……"重复大约 10 秒钟，很快你就会睡着了！

一定要注意的是，这个方法需要花时间练习，第一次不一定能成功。

怎样才能远离螨虫

你睡觉时有没有总感觉身上这儿痒一下，那儿痒一下，好像有小虫在身上爬一样，睡不踏实？脸上有时候也经常莫名其妙地痒，冒痘痘，长小疙瘩……这种情况有可能是螨虫在惹祸。螨虫也叫毛囊虫，它会寄生在人体体表的皮脂腺和毛囊当中。大部分的螨虫感染都没有临床症状，如果感染的螨虫数量比较多，同时有分泌物刺激了皮肤，可能就会导致皮肤出现红斑、红疹、脓疱，有时还伴有明显的瘙痒。如果做化验检查，可能就会发现有很多螨虫。

怎么才能远离螨虫呢？第一，把你的毛巾、枕头、床单、被罩这些床上用品，统统拿去暴晒，并且拍打拍打，阳光有一定的除螨作用，或者买个除螨仪效果也不错。第二，平时注意个人卫生，勤换洗衣物，并配合使用除螨皂。除螨皂是碱性的，对皮肤有一定的刺激性，所以 2 ～ 3 天用一次就好了。大家一定要谨慎使用一些涂抹在皮肤上的除螨产品，因为可能会刺激皮肤，严重的可能会引

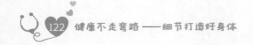

起过敏。使用接触皮肤的除螨产品前可以先小面积地测试一下。第三，房间要多通风，保持室内干燥，能有效抑制螨虫的繁殖。

卧室里的禁忌植物

很多人喜欢用绿植或鲜花来装饰自己的家，营造温馨的家庭环境。但是很多花草是不适合放在卧室里的，有可能会危害健康。以下这些花就不适合放在卧室里：

郁金香。你别看它漂亮，但它的花朵里含有一种毒碱，如果与它接触过久，会加快人的毛发脱落，甚至导致秃顶。

紫荆花。人长期接触它的花粉，会患上哮喘，或出现咳嗽症状加重，久治不愈。

夜来香。在白天，它不是很香，但是到夜晚的时候，它会散发大量刺鼻的气味儿，可能会使高血压和心脏病患者感到头晕目眩、郁闷不适，甚至会加重病情。

夹竹桃。大家有没有看过《甄嬛传》?《甄嬛传》里就有人用夹竹桃的花粉作毒药，人在闻到那个气味以后，会昏昏欲睡，精神萎靡。

最后还有洋绣球。它的花粉颗粒散落在人的身上后，很容易让那些皮肤敏感的人产生皮肤瘙痒。

四 健康家居密码

怎么除甲醛

如今装修常用的板材、油漆、地毯、壁纸，以及新买的家具，都可能含有甲醛并且不断地释放出来。那么甲醛都有什么危害呢？

自 2017 年开始，世界卫生组织国际癌症研究机构就将甲醛列为一类致癌物。甲醛在常温下为气态，浓度在空气中达到一定程度时可使人产生流泪、咽喉不适或疼痛、恶心、呕吐、咳嗽、胸闷、气喘等症状，甚至引起肺水肿、死亡。甲醛中毒的严重程度，取决于人吸入或摄入甲醛的量。除甲醛刺激症状外，轻度甲醛中毒，可使人产生视物模糊、头晕、头痛、乏力等全身症状，这时进行胸部 X 线检查，可发现肺纹理增粗；中度甲醛中毒，可使人产生持续的咳嗽、声音嘶哑、胸痛、呼吸困难，这时进行胸部 X 线检查，可发现肺部存在散在的片状阴影；重度甲醛中毒，可致人喉头水肿、窒息、肺水肿、昏迷、休克。另外，如果长期接触低剂量甲醛可能会引起慢性呼吸道疾病、肿瘤、白血病、月经紊乱、新生儿染色体异常、青少年记忆力和智力下降等。

那到底如何去除甲醛呢？大家在网上搜一搜可能就会发现很多"除甲醛妙招"，但是很多"妙招"其实根本不靠谱。

1. 洋葱、柚子皮、醋等偏方

这些东西除了让你屋里的味道更怪，没有任何吸收甲醛的功效。这类方法其实是用一种味道盖住另外一种味道，有害气体并没有减少。至于醋可以与甲醛反应从而达到除甲醛目的的说法也不可靠。事实上，醋的主要成分是乙酸，而乙酸是不会与甲醛发生反应的。

2. 活性炭

活性炭的吸附性、防潮防臭效果都很好，对吸附甲醛也有一定的作用，但是活性炭颗粒之间的空隙毕竟有限，空隙满了，它就没有吸附能力了，等外部环境的甲醛浓度低于它空隙里的浓度时，活性炭可能还会把多余的甲醛释放出来，所以需要及时更换，而且活性炭的量可能要很多才能达到一定的效果。

3. 绿植

绿植确实有吸收甲醛的作用，但是大家太高估这些植物了，它们的吸收能力其实微乎其微。

那么去除甲醛的有效方法有哪些呢？

1. 通风

既经济又有效的一个方法就是通风。甲醛的挥发需要温度和湿度，所以高温高湿的夏天会加速甲醛的挥发。有条件的家庭，春天装修完房子，经过一整个夏天的通风，大部分的甲醛就挥发得差不多了，在其他季节通风良好的情况下也需要至少通风 5 ～ 6 个月。这里还有一点需要特别注意：怀孕的前三四个月最好不要住进通风少于 6 个月的新装修的房子。因为胚胎在前三个月是最不稳定的，装修材料里的甲醛等有害物质可能会影响胚胎的发育。

2. 空气净化器

普通的空气净化器并不具有很好的除甲醛效果，只能起到一种辅助和补救的作用，不能在短时间内清除空气污染。所以在购买时要认准有除甲醛功能的产品。

3. 光触媒

将光触媒抹在玻璃上，会形成一个没有颜色的保护膜（触媒本身是不会产生变化的，需要往上喷酒精之后才会生成膜）。保护膜在紫外线的照射下就能够分解甲醛，使甲醛被分解成二氧化碳和水，最后蒸发掉，从而达到除甲醛的目的。

如果通风完毕你还是不放心，想知道甲醛是否依旧超标的话，可以买个甲醛试剂盒自己测一下。按照说明书的指导，在室内采集空气（需确保室内处于密闭状态），很容易就可以得出甲醛浓度的数值。若甲醛值大于每立方米 0.05 毫克就属于超标，不过测试的结果容易受到外界温度、湿度的影响而产生偏差。

如果有条件，可以请专业除甲醛公司进行专业处理。

夏季吹空调需要注意些什么

空调在炎热的夏季已经变得必不可少，尤其是刚从户外运动完钻到空调屋里那一刻，简直太爽了。爽归爽，吹空调也有学问。

第一，吹空调一定不要对着出风口吹，更不要在出汗的时候吹。你一定看过吹空调导致面瘫的新闻。直吹空调不仅容易感冒，还容易让你患上面神经炎，也就是我们常说的面瘫。这往往就是空调的冷气刺激身体导致免疫力下降引起的。所以从室外回到室内的时候，最好先用毛巾擦一下汗，再开空调，避免直吹。

第二，很多人开空调永远只开26度，觉得比较舒服还省电，其实没必要这么纠结。白天阳光很强烈，室内温度升高很快的时候，可以适当调低一两度；晚上睡觉的时候，可以有意识地把温度调高一两度。到了深夜，我们的身体已经进入睡眠状态，体温会有所下降，如果依然保持26度就会感觉有点凉。这也是为什么很多人晚上开空调睡觉会被冻醒。

第三，长期不用的空调，用之前要给它"洗个澡"。家用空调的污染情况极为严重，细菌数量最严重的超标近百倍。有很多家庭是只在夏天才开空调，因此闲置了很久的空调，滤尘网上会有许多絮状的附着物，其中的真菌、皮屑、尘螨可引起过敏性皮肤病甚至诱发哮喘。而且污垢附着在空调的滤网、散热片等零部件上，还会影响空调的制冷和制热性能。空调正常使用过程中应保持一个月一次的基础清洁频率。在进行基础清洁之前需要先将空调断电，然后卸下空调前盖，取下空调滤网，用流动水冲洗滤网并晾干。有一些空调的特殊部件，如散热片、风轮、叶片等时间长了也需要进行清洗，如果自己不好操作，可以找专业的人员来进行清洗。

第四，使用空调的时候要注意通风，让新鲜空气进入室内。尤其是在人多的环境下，空调使用一段时间后最好关上，给室内通通风，这样就能避免因通风不畅而引起呼吸道感染。

第五，空调不要对着床和沙发。如果不好换位置，可以给空调加一个挡风板，避免空调直吹人。

饮水机的保养和清洗

水是我们人体每一个细胞都赖以生存的东西，所以健康饮水很重要。如今有了饮水机，极大地方便了我们的生活，可是你知道饮水机也应该及时清洗吗？据有关调查显示，很多家庭几乎从不清洗饮水机，清洗的家庭也往往只是简单地擦拭外部，清洗效果有限。长时间不清洗饮水机会导致其变成细菌的温床，威胁我们的健康。那应该如何清洗呢？下面是一些具体操作步骤：

第一步：断电。

第二步：把饮水机里的水排干净，打开冷热水的开关，拧开饮水机背部的排污口，等待所有的水放干净之后，将所有排水口关闭。

第三步：取下"聪明座"（就是饮水机内接触矿泉水桶的部分），用酒精棉仔细擦洗饮水机内胆和盖子的内外侧，为下一步消毒作准备。

第四步：将柠檬酸除垢剂和水按正确比例混合后倒进饮水机的聪明座里，一定要确保灌满饮水机，稍等片刻后放出饮水机里的污水，再用清水重复上述步骤，重复几次直到把饮水机冲洗干净。这样饮水机的一次清洁就完成了。

健康不走弯路
——行

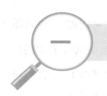

户外出行秘籍

蚊虫叮咬：快速止痒小妙招

夏天被蚊子咬了以后，很痒很难受。教你几个止痒小妙招。

被蚊子咬了，第一个办法：用肥皂蘸水，涂抹在被咬的部位，很快就能止痒。第二个办法：用食用碱加水和了以后，抹在又肿又痒的部位，很快就能止痒。因为被蚊子咬的地方，会有一些酸性的物质产生，我们用碱来中和它，很快就能起效。记住要用食用碱，不是小苏打。第三个办法，用芦荟叶的汁液止痒。可切一小片芦荟叶，洗干净后掰开，在蚊子叮咬引起的红肿处涂擦几下，就能消肿止痒。另外，用万金油和盐来涂抹被叮咬处，可让局部麻醉并舒缓神经，减轻痒的感觉。

夏季被蚊虫叮咬让人很痛苦，所以平时外出尤其是去野外潮湿的地方时，要做好防护，尽量减少皮肤暴露。最好随身携带驱蚊喷雾，尤其是要带小孩儿外出时。小朋友要是被咬了，好几天可能都消不了肿，所以更要做好防护。

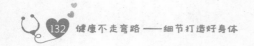

被蜜蜂蜇伤怎么办

不少人都有过被蜜蜂蜇伤的经历。由于蜂毒含有组胺、透明质酸酶以及磷脂酶等，可导致人体出现过敏反应。被蜜蜂蜇伤以后，局部会出现明显的疼痛、灼热感，然后很快便会出现红肿，偶尔还会发生组织坏死。人如果被较多的蜜蜂蜇伤，还可能发生身体大面积肿胀，少数人会出现恶心、呕吐、畏寒、发热等全身症状。如果不幸被蜜蜂蜇伤了，可以按照以下方法来处理。

第一，立刻用无菌的针头挑出蜂刺或用镊子拔出蜂刺，如果自己不好操作，可以去医院寻找专业医护人员。

第二，因为大部分蜜蜂的毒液呈酸性，所以如果患者被蜇伤的面积比较小，在家里可以用肥皂水等呈弱碱性的溶液冲洗。一般情况下，伤处的红肿经处理过后数小时即可自行消退，无须进行过多治疗。

第三，如果患者被蜇部位有较为严重的红、肿、热、痛，并伴有化脓，甚至出现发热、恶心、呕吐、头晕、胸闷、红疹、大小便失禁等症状，可能是发生了过敏反应，这时应该尽快到最近的正规医院进行处理，以免出现过敏性休克。

蚊虫飞进耳朵怎么办

蚊虫有没有飞进过你的耳朵？千万别用手去掏，小心它往里面钻，伤害鼓膜。

那该怎么办呢？

首先不要紧张，我们可以将浓度为 75% 的医用酒精滴进耳道，把蚊虫溺死。如果没有酒精，用食用油也行。把油滴到耳朵里 2 ～ 3 分钟，等虫子溺死，然后把头一歪，蚊虫就可能随着油流出来了。但如果是大的虫卡在耳道，不容易出来，就得去医院了。还有一个方法是拿手电筒照耳朵，把虫引出来。但这个得分情况，比如说飞蛾、蚊子喜欢光，它看见光能飞出来，但如果是蟑螂，它怕光，有可能钻得更深。

被蜱虫咬了怎么处理

夏天到了，蜱虫可谓是无处不在。蜱虫也叫吸血虫，这种虫子虽然很小，但是它可以咬人、吸血，造成感染，甚至还可以传播多种传染病。这让我们不得不当心了。它接触我们身体后，会贴在我们的皮肤上，扎到皮肤里面吸血，同时把它身上携带的细菌、病毒传播到人体里面。

如果被蜱虫咬了，千万不要用手直接去拽它，我们可以用尖头镊子，以垂直于皮膜的角度缓慢拔除，别用猛劲，别旋转或夹碎。

温馨提示

外出（特别是夏季出门）前，如果是去花草树木较多的地方，一定要做好个人防护！若被蚊虫叮咬，不可盲目处理，否则可能会导致感染。应保持冷静，采取科学的方法保护自己！如无把握，应尽快去最近的正规医院，让医生处理。

蜱虫拔出来以后，用酒精或者肥皂水清洗伤口和双手，如果自己拔不出，或者拔出来以后感觉里面还有残留，应尽快去医院找医生处理。拔出蜱虫以后，30天之内如果出现了皮疹、发热、头痛、肌肉酸痛等症状，一定要尽快到医院去找医生，千万不要不当回事！

急救方法不对会要命

这些错误的急救方法，会要命！赶紧改过来。

误区一，皮肤外伤用红药水或紫药水

红药水又叫红汞，含有汞离子，杀菌效果一般，对细菌芽孢无效。红汞和碘一起使用会生成有毒的碘化汞，所以红药水和碘酒、碘伏不能一起使用，量大的话还会引起汞中毒，不安全。

我们处理皮肤伤口时，应首选碘伏，它刺激性小，小孩子也能用。

误区二，心梗发作，拍胳膊能急救

这是错的啊！心肌梗死，是心脏的供血血管出了问题，而血栓长在心脏的血管里，想通过拍胳膊消除血栓，这不是拿生命开玩笑吗？如果你突发胸闷、胸痛、大汗淋漓，应就地躺下，不要乱动，拨打120，等待救援。

误区三，鱼刺卡喉，用海姆立克急救法

很多人容易把鱼刺卡喉和异物卡喉混淆，误用海姆立克急救法。海姆立克急救法是异物卡喉的急救方法，如果用错了，不但取不出鱼刺，还可能损伤我们的器官。遇到鱼刺卡喉，先试试咳嗽；如果不行，就去医院。还有，别喝醋或吞饭，这些都是错的。

误区四，癫痫发作，嘴里塞东西可以防止咬舌头

在癫痫发作时千万别往患者嘴里塞任何东西，这样做有可能会损伤他的嘴巴和牙齿，严重的话，还可能导致东西被咬断引起窒息。

误区五，给溺水者"控水"

给溺水者"控水"，这是错的。正确的操作是：先判断溺水者心跳是否停止，心跳如果停止了就需要马上进行心肺复苏。如果先控水会耽误心肺复苏时间，降低抢救成功率。

遇到暴雨、洪水，如何做好个人防护

近些年，暴雨、水灾的新闻每每成为热议的焦点。假如有一天真的遇到洪涝灾害，下面五个知识点一定能帮上忙！

第一，如果居住的房子地势较低，有水漫进房间，记得第一时间一定要切断电源，防止触电的发生，同时人员往地势更高的地方转移。

第二，发生洪涝灾害的时候尽量不要喝自来水，因为此时自来水可能会受到污染，有条件的尽量选择瓶装水。如果只能喝自来水的话，应确保烧开再喝。

第三，非必要不出门，出门也不要穿拖鞋或者一些不跟脚的鞋，否则不但很容易滑倒，水里的杂质也容易把脚划伤，要尽量穿防滑的运动鞋或雨靴。

第四，外出回来以后要及时消毒、清洁，因为路面淤积的污水里面可能有各种动物的尸体，藏着各种各样的细菌，这也是有洪涝灾害的时候往往容易出现聚集性疾病、传染病的原因。

第五，做好防护措施，避免蚊虫叮咬。洪涝灾害期间，蚊虫也是传播细菌的重要途径。

触电时，人人都要了解的急救方法

触电是每个人都有可能碰到的意外。怎么做才能挽救生命呢？发现有人触电倒地，或者触电以后僵硬在原地，应第一时间让他脱离电源。

第一，把闸拉开。第二，用木棍或者用绝缘的工具，把电线挑开，或者是把人推开。第三，用电工绝缘钳或干燥的木柄、锹、斧子等切断电线、断开电源。

然后判断现场是否安全，接着拍打、呼叫，判断触电者有没有反应，有没有意识。如果没有反应，马上拨打120。接下来让伤者平躺在地上，判断有没有呼吸、心跳。如果伤者已经没有了呼吸、心跳，马上对其进行30次胸外心脏按压，紧接着清理呼吸道，做两次人工呼吸，再接着进行30次胸外心脏按压，如此反复5组为一个周期。

如果伤者意识还清醒的话，就不要动他，让他平躺在地上，如果伤者嘴里面有分泌物，给他清理干净，然后拨打120。提高危险意识，远离危险源，这才是杜绝此类事件发生的一个重点。

火灾时，人人必备的火场逃生指南

据统计，在所有与火灾有关的事故中，大多数人死于吸入浓烟，而不是烧伤。如果家里发生不可控的火灾，你要第一时间逃到室外，通过疏散楼梯转移到安全位置。因为浓烟是最厉害的杀手，能让人中毒和窒息。当室内已经有大量烟气，而且你离门口较远，需要穿过大量烟气才能跑到门外时，最好拿一块毛巾，把它用水打湿了以后捂住口鼻，除此之外什么东西都不要拿，弯下身子往外跑。有毒的烟雾气体是往上升的，所以逃生的时候最好选择蹲下前进或者爬行。一有机会就要及时拨打119求救。

在楼房中，如果是你家之外发生火灾，且不能判断火源位置时，先尝试去开门，如果门把手很热，就不要开门了，而应用湿布或者湿毛巾堵住门缝，并用水淋湿房门，拨打119求救。如果门把手不热，可以开门查看火灾情况，进行正确判断后，根据火源所在楼层的不同，选择合适的逃生方法。

如果火灾发生在你所在的楼层以上，且火势还没蔓延到你所在的楼层，要立即通过室外楼梯，打开常闭式防火门，直接疏散到室外并迅速撤离。记得常闭式防火门打开后，一定要随手关闭，避免烟气蔓延至其他楼层。撤离时一定不要坐电梯，因为火灾的时候电梯容易断电，会导致人员困在里面，所以应走楼梯。

如果火灾发生在你所在的楼层以下，那么你就要分情况进行逃生方案选择：

（切记：出门时一定要拿着家门钥匙。）当你进入楼梯间发现没有烟气时，说明常闭式防火门是完好的，它阻止了烟气向上蔓延。这个时候，你要以最快速度通过疏散楼梯间向室外逃生。但如果你发现楼梯间有大量烟气，且已达到无法忍受的程度，这时候千万不能强行通过楼梯间逃生。因为烟气的毒性和窒息性是火灾中造成人员伤亡的最大因素。如果你所在的单元有两个或更多的疏散楼梯，你要及时到其他的疏散楼梯查看是否也有大量烟气。如果所在单元只有这一个疏散楼梯，或者多个疏散楼梯均有大量令人无法忍受的烟气，你应该马上回到室内，将房门关闭，并且用胶带或棉被之类的东西把门缝封死，然后及时拨打 119 报警求救。

切记：火场逃生的核心原则是躲避烟气，切不可直闯浓烟。

失温时，保住人体流失的温度

2021 年发生了一件不幸的事：一场百公里山地越野赛中，有 21 名选手遇难，其中甚至还有一些马拉松的"大神"级选手。造成这次意外的主要原因，就是失温！

可能大家对于"失温"这个词比较陌生，还有人会问："夏天怎么会冻死人呢？"

我们在进行一些剧烈的户外运动时，身体会大量出汗，再加上突发的恶劣天气——大风、下雨，身体突然接触冷风冷雨，体内的热量就会大量流失，而马拉松选手对自己的要求就是不断挑战自己、突破自己，不会轻易放弃。但随着体温的不断下降，肌肉不再受意识控制，脉搏和呼吸速度也变慢，体表血液循环大幅度下降，到最后可能根本就没办法活动了，直接就瘫倒在了路边。

有人又说了："我又不参加这种极限运动，失温根本找不上我。"其实我们日常生活中有一种情况很容易被忽略，就是喝酒。冬天跟朋友喝完酒，各自回家。有的人其实已经醉了，这时候家人朋友打电话没人接，找不到他，因为他可能已经醉倒在路边冻僵了。

为了避免户外出行时出现失温，我们可以这样做：

1. 注意保暖防护，做好防风措施，不把皮肤暴露在寒风中。

2. 天气寒冷的时候，不仅外面的棉衣重要，内衣的选择也很关键。要选择可以快速排汗的内衣。棉质内衣容易吸汗，棉质纤维上的汗液不易被导出，会使衣物长期处于湿冷状态并更容易带走体温，引起人体失温。

3. 冬天进行户外运动时，应时刻关注自己身体状态的变化，防止体能透支、脱水，避免过度出汗和疲劳，并准备好充足的补给和热饮，随时补充能量。

摔伤后如何处理

1. 看看是否有骨折

摔伤之后，要先试着动一动摔伤的部位，看看是否有骨折。骨折发生后会疼得很厉害，一动更是剧痛难忍，所以基本不能动。骨折之后，就必须赶紧去医院进行处理了。

2. 清理创面

如果是一般的摔伤造成一定的伤口，一定要及时处理伤口，防止伤口感染，如果身边没有碘酒或者酒精等消毒药品，可以先用清水进行初步处理，预防留疤。伤口不大可以不包扎，但是要

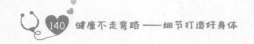

预防感染。

3. 坚持每天换药

建议每天都换药。要用透气的纱布或创可贴，伤口不严重也可以不进行包扎，仅换药就可以，因为和空气接触比较有助于伤口的愈合。纱布和伤口粘在一起的话可以用双氧水或者 0.9% 的生理盐水润湿后再慢慢将纱布揭下来。

4. 热敷消肿

在受伤 24 小时之后，可以使用热敷的办法来消肿。热敷有助于加快血液循环，当然，可以在医生的指导下配合使用一些药物。

5. 不要过早揭痂皮

要耐心等待创面痂皮自行脱落。伤口内的新生肉芽组织和血管增生，会刺激局部神经而引起瘙痒。如果这时忍不住去揭痂皮，会导致疤痕和色素沉着的发生概率上升。因为过早揭去痂皮，会将正处在修复阶段的表皮细胞带走，甚至会伤及真皮并导致局部产生炎症反应，从而造成疤痕和色素沉着。

6. 涂维生素 E 软膏

可以使用维生素 E 软膏来涂抹肌肤。维生素 E 软膏能够快速地直达肌肤下层，起到滋润肌肤的作用，并且有助于提高肌肤弹性。

骨折了怎么办

骨折是极为常见的一种外伤，是指骨的完整性或连续性中断。我们人体共有 206 块骨头，儿童骨骼中有机成分含量比较高，无机盐含量少。随着年龄的增加，人体骨骼中的有机成分会减少，无机成分会增加，骨骼由软变硬，脆性增加。如果受到暴力损伤，成年人相对而言更容易发生明显的骨折，甚至是粉碎性骨折，而儿童受到暴力损伤，一般不容易发生严重的骨折。

骨折发生后应即时处理，处理不当可能会加重损伤，增加患者的痛苦，甚至造成残疾，影响生活。因此，骨折后及时进行科学的急救很重要。

骨折急救的方法如下：

1. 抢救生命

抢救生命是急救的首要原则。对昏迷患者应保持其呼吸道通畅，及时清除口咽异物；对急性大出血患者必须尽快诊断，采取有效措施，防止失血性休克。有生命危险的骨患者应尽快运往医院救治。

2. 止血、包扎

（1）如果是无伤口的轻度骨折，受伤部位还没有肿胀时，在有条件的情况下，应先进行冷敷处理，可使用冰水、冰块或者冷冻剂敷住骨折部位，防止肿胀。冰袋和皮肤之间要用毛巾或布隔开，不要与皮肤直接接触以免冻伤，冰敷的时间不要超过 20 分钟。

（2）对有伤口的开放性骨折患者，如有出血，可以用干净的无菌纱布进行压迫止血。出血止不住的话，可以用止血带（能用布条、衣物等代替）环扎伤口的近心端止血。如果小臂或者小腿受伤，需要将止血带环扎在上臂或者大腿上。必须记录扎带的时间，每隔 40 ~ 60 分钟放松 1 次，每次 1 ~ 2 分钟，以免扎带时间过长导致肢体缺血坏死。

（3）若遇到骨折端外露的情况，应继续保持外露，不要将骨折端放回原处，以免将细菌带入伤口深部引起深部感染。

3. 固定

（1）应及时正确地固定断肢，可迅速使用夹板固定患处，且固定不宜过紧。木板和肢体之间要垫上松软物品，夹板的长度要超过受伤部位，并能够超过或支撑伤口上方和下方的关节。如果没有木板，也可用树枝、擀面杖、雨伞、硬纸板等物品代替。

（2）若找不到固定的硬物，也可用布带将伤肢绑在身上。骨折的上肢可固定在胸壁上，使前臂悬于胸前；骨折的下肢可同健肢固定在一起。

4. 转运

脊柱、腰部及下肢骨折的患者必须用担架运送。运送前，应确认伤者的情况，医务人员到场之前不能搬动或者挪动伤者患处，以免造成二次伤害。

划伤、刀伤如何处理

我们从小到大难免会遇到各种磕磕碰碰，一般的伤口最多包扎一下、缝缝针就可以了，但如果遇到比较严重的伤害，比如捅伤、刺伤，应该怎么处理呢？

1. 不要拔刀，让刀堵住伤口，因为随意拔刀很可能造成二次伤害。医生拔出插在伤口中的异物，是在对该受伤区域的重要解剖结构（脏器、血管、神经）有充分了解的前提下进行的，有些比较棘手的情况还需要在手术室里进行处理。

2. 拨打120。在等待救护人员到来之前，最好减少活动、移动，以免加快血液流失。如果受伤比较严重，肠子脱出体外怎么办？首先要保持镇静，千万不要盲目将肠子填塞回腹腔内。因为肠子裸露在外面已经受到了污染，把它直接塞回肚子里会引起腹腔内的感染。这时应该用大块的纱布覆盖在脱出的脏器上，再用纱布卷成保护圈放在脱出的内脏周围，或者用一个碗扣住脱出的肠子并用三角巾固定碗或纱布。伤员应仰卧，腹部不要用力，不要咳嗽，严禁饮食，尽快送往医院。

有一种出血，不能止

有一种出血，千万不要去止血，否则会有生命危险。

如果你碰到一个人因为外伤倒地了，耳朵在流血，鼻子在流血，眼眶发黑，这种情况很可能是颅底骨折。颅底骨折时如果把耳朵、鼻孔的出血给堵住了，就有可能造成颅内压增加，进而可能导致脑疝，带来生命危险。所以，当发现有人受伤，耳朵、鼻孔、眼睛、嘴巴都在流血的时候，不要堵住流血处，应首先拨打120，找专业人士处理；也不要动他，因为不能确定他的颈椎有没有问题，如果颈椎也出现了问题，一搬动就有可能造成颈椎的损伤，引起全身的瘫痪。

扭伤后，该热敷还是冷敷

刚扭伤时必须要冷敷。此时热敷完全是错误的。热敷是为了促进局部血液循环。刚扭伤时，扭伤处有血管破裂，有组织液渗出，你再热敷，局部的血液循环会加快，出血会越来越多，伤处会越肿越厉害，疼痛会越来严重。

扭伤以后第一时间应马上用冰块冷敷，如果没有冰块，雪糕也可以，任何冰的东西都可以。冰块用小毛巾包起来，敷在被扭伤的部位，因为冷敷可以让血管收缩，从而减少里边的血液渗出。出血减少了，渗出减少了，局部的肿胀、疼痛感就慢慢地减轻了。

所以，扭伤后第一时间一定要冷敷，适合冷敷的时间段一般是受伤后的 24 小时内。过了两三天后，症状稳定了，淤血肿胀基本都稳定下来了，才能改热敷。热敷能促进局部的血液循环，可以让局部的淤血尽快吸收，使损伤尽快修复，这样才能好得快。所以，千万别把冷敷和热敷的时机弄反了。

被动物咬伤该如何处理

被动物咬伤或抓伤后，首先要用力挤出伤口中的血，然后用肥皂水或者 3% 的双氧水彻底冲洗伤口，清洗时间最少 20 分钟，如果没有条件，可以用清水或者冷盐水代替。动物咬伤或者抓伤的伤口往往比看起来要深很多，所以冲洗时要尽量把伤口扩大，尽量把残留在伤口深处的动物唾液和污物冲洗干净。

如果伤口特别深，冲洗时间至少要持续 30 分钟，然后再进行局部消毒。可用碘酒或者 75% 的酒精对伤口进行消毒，随后用干净的纱布覆盖在伤口上。这里要注意的是，因为狂犬病毒是厌氧菌，所以伤口不宜缝合或包扎。

最后要注射狂犬病疫苗。狂犬病疫苗必须按规律足量、足程接种，不能少针或者提前终止，这样才能起到有效的免疫作用。在注射疫苗期间不要抽烟，不能喝酒、浓茶、咖啡以及进食辛辣、刺激的食物，还要避免剧烈运动。注射疫苗的时间越早越好，最佳注射时间是在被咬伤以后的 48 小时以内。

　　　破伤风致死率极高。所有外伤后，原则上都应注射破伤风抗毒素或免疫球蛋白。

坐车时这些动作要不得

　　很多人喜欢在车上睡觉。车辆快速行驶时如果急刹车，在车里睡觉的人由于肌肉处于放松状态，会很容易拉伤肌肉，甚至发生颈椎损伤，进而危害生命。

晕车一招搞定

　　缓解晕车有两个办法：一是在坐车之前把姜片含在嘴里，二是把姜片用胶布贴到肚脐上。当然，如果你不喜欢姜的味道，吃姜糖对预防晕车也有很好的效果。如果你晕得特别严重的话，可以在坐车以前吃乘晕宁。还有一点特别重要：如果你晕车的话，在坐车的时候一定不要看手机、看书，不要把眼睛的注意力集中在特别小的地方。

鱼刺卡喉：千万别喝醋、吃馒头

　　被鱼刺卡喉了怎么办？赶紧吃口馒头或者是喝口醋？这是错误

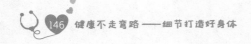

的做法。

被鱼刺卡喉了以后，正确的做法应该是轻咳，尝试用气流把鱼刺推出来。一般的小鱼刺这样就能咳出来了。咳不出来怎么办呢？可以让家人或朋友拿筷子或勺子压住被鱼刺卡喉者的舌根看看扁桃体窝和舌根。很大一部分鱼刺卡喉病例中，鱼刺会卡在那里。看见以后用筷子或者拿镊子把鱼刺夹出来。这是正确的做法。

如果你咽下鱼刺以后，发现脖子或者胸腔这个地方特别疼，但是又看不见，这个时候千万不要自己处理，应赶紧去医院。如果拿馒头什么的往下咽的话，就很有可能会推动鱼刺下行，使其卡在食管的狭窄部位。这会造成两个后果。第一，鱼刺有可能刺破食管，造成纵隔的感染，引起严重后果。第二，鱼刺有可能刺入主动脉弓的平齐部位。那个地方如果刺破了，人是会有生命危险的。

所以千万不要小看鱼刺。一旦被鱼刺卡喉了，第一轻咳，第二找人看，看不见就赶快去医院。

二 小动作，大健康

脚后跟疼怎么办

你有没有过早上起来一下床脚后跟就疼？足底筋膜炎，也叫跟痛症，就会有这种症状。很多人以为这是风湿或者骨刺引起的，其实都不是，大部分还是跟体重过大、过于劳累、运动量太大有关，还有 O 形腿、扁平足也容易导致这样的情况。

万一有这个情况怎么办呢？今天教大家三个小方法来缓解。第一个，脚趾做抓握的动作，使劲伸、握、伸、握，每组做 30 下，每天做 2 ～ 3 组。这对足底筋膜有一个缓解的作用。第二个，面墙而立，双手扶墙，有足底筋膜炎的那条腿后伸，另一条腿前屈，双腿呈弓箭步拉伸后腿足底筋膜。练习的时候保持这一姿势半分钟，然后放松，每天至少做 3 组，每次做 30 下为一组。第三个，找一个硬而圆的东西，然后脚压在上面来回滚动，对足底的筋膜进行按摩。

这些方法你坚持一段时间后，大部分症状也就缓解了。如果实在好不了的话，还得去医院找医生。

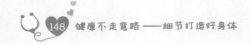

胳膊肘疼痛怎么缓解

有朋友说："我这胳膊肘又疼了，现在不敢抓物，得去打个封闭。"这是网球肘，也叫肱骨外上髁炎。教你几个康复动作先试一试。

把胳膊伸直，然后肩关节往内旋，使劲往内旋，同时，前臂也往内旋转。旋转到不能再旋转了，然后手使劲往上钩。

这样可以缓解肘部的压力，起到一个很好的治疗作用。每次坚持 5 ～ 10 秒钟就行，1 个小时做 1 次。也可以拿一条毛巾，两手伸直以后，用力地旋转拧毛巾，然后再反方向拧毛巾。这个动作也可以缓解肘部的压力，让损伤减轻。

重点是要注意休息，不要再做让胳膊肘疼痛的动作。很多人得了网球肘以后去做按摩，其实这是有风险的。因为按摩可能会让局部的损伤加重。

跑步的好处

跑步是除了步行以外最方便的运动之一，也是如今最受欢迎的运动之一。它不仅能够强身健体，还能够使我们身心愉悦。

坚持跑步主要有以下 12 个益处：

1. 坚持跑步对眼睛有好处。跑步的时候眼睛直视前方，可以起到放松眼睛的作用，避免眼睛过度疲劳。

2. 跑步在增强我们机体抵抗力的同时也有利于加强颈部肌肉的

力量，增强颈椎的稳定性，缓解颈部的压力。但需要注意的是，要采取正确的跑步姿势，背部要挺直放松。

3.长期跑步可加快身体的血液循环，改善新陈代谢，降低血脂和胆固醇，缓解身心疲劳。

4.适当地跑步可以增强心脏的收缩力，增加机体的最大需氧量。中长跑会加速血液循环，使冠状动脉有足够的血液供给心肌，从而预防各种心脏病。但要注意的是，有心脏疾病的人应尽量慢跑，避免给心脏带来过大的压力，造成伤害。

5.长期跑步可以提高肺部的扩张和收缩能力，从而使肺活量增加，还可以提高肺部的免疫功能，减少疾病的发生。

6.跑步可以有效减脂，降低我们患脂肪肝的风险。

7.跑步在减脂的同时还可以起到塑造体形的作用。长期跑步可以使我们腰部和臀部的曲线变得更好看。

8.长期跑步可以减少膝关节炎症，有效降低患关节炎的风险。如果你刚开始跑的时候出现膝盖疼痛的症状，不要害怕，只要你的跑步方式正确，运动强度适中，这种疼痛就可能会慢慢缓解。

9.经常跑步的人，腿部的肌肉会变得非常结实、健美。但是如果你想要拥有流畅的肌肉线条，跑步前后一定要记得拉伸。

10.长跑会使人身心愉悦，而情绪好了食欲也会大大增加。跑步还可以改善肠胃功能，增强消化功能，促进营养吸收。

11.跑步可以说是所有运动的基础。长期跑步可增强全身大部分肌肉，可以使这些肌肉不易堆积乳酸。

12.长期跑步可以让骨骼更健康，增加韧带的柔软度和关节的

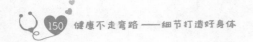

灵活性，并促进骨重建，增加骨骼的强度、密度，有效防治骨质疏松。

散步的好处

散步是很多人缓解压力和锻炼身体的方法。那么散步具体有哪些好处呢？

1. 散步能够增强心脏功能。

2. 散步能改善人体血液循环和新陈代谢，同时也可以增强血管的韧性。

3. 散步能够有效减脂，起到塑造形体的作用。

4. 散步能减少血凝块的形成，减少心肌梗死的发生概率。

5. 散步可以有效预防三高。

6. 散步能减少动脉血管疾病的发生，并减少肾上腺素的产生。

7. 散步可以有效预防近视，保护视力，缓解眼睛疲劳，因为步行的时候眼睛处于放松状态。

8. 散步可以舒缓心情，缓解焦灼、急躁、抑郁，使我们身心愉悦。

9. 散步是有氧运动，对肺部和呼吸系统有好处，可以加快呼吸速率，增大肺活量。

10. 散步可以促进胃肠蠕动，帮助消化。

11. 散步可以促进新陈代谢。

12. 散步能降低患糖尿病和心血管疾病的风险。

刘医生有话说

①散步的时间。散步的时间最好选择晚餐后的 20 或 30 分钟之后，如果饭后直接散步会影响食物在胃中的消化，并且散步时间尽量不要选择早上。

②散步的速度。散步的速度不要过快或者过慢。过慢的话，运动效果会比较差；过快的话，会对身体产生一定的压力。患有冠心病的人，散步的时候一定不要过快，最好慢慢行走，并且在散步的时候留意一下心率，避免引发心绞痛。

③散步的地点。散步的地点最好选择空旷、平缓且环境好的地方。

跳广场舞的好处

你家小区里是否也有越来越多的人开始跳广场舞了？随着社会的发展，跳广场舞逐渐成了中老年朋友喜爱的健身方式，其好处也是显而易见的。

1. 跳广场舞能减肥、塑形，尤其对一些较胖的中老年人，广场舞可以有效控制体重。

2. 跳广场舞可以提高睡眠质量，令人精神振奋，充满活力；它还可以增强我们的记忆力，延缓记忆衰退，使学习和工作更有效率。

3. 广场舞属于一种有氧运动，可以提高我们的心肺功能，促进机体代谢，提高身体的协调性。

4. 广场舞是群体活动，能培养合作精神，也可以给我们提供一些与朋友一起分享乐趣的机会。

健康不走弯路
——早知道，早预防

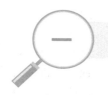 # 健康早知道

眼药水你真的滴对了吗

点眼药水别看简单，可是门学问。正确的方法是把下眼睑轻轻扒开，在距离 2 ～ 3 厘米的地方往下滴，千万不要碰到睫毛。滴完之后把眼睛周围多余的药液擦一下，然后再按压一下泪小点，别让药液流到咽喉壁，否则嗓子会发苦，药液在眼睛里停的时间太短，效果也不好。常用的眼药水点的次数一般遵医嘱，或一天4次，但如果眼睛有急性炎症的话，在急性炎症期建议 1 ～ 2 个小时点 1 次。

经常戴耳机，听力会下降

现在很多人吃饭、走路，甚至睡觉都戴着耳机，而且声音开得很大，身边的人都能听见从耳机里面传出的声音。长此以往，会导致听力下降。这可不是危言耸听。

第一，戴耳机会影响内耳毛细血管的供血。

我们的耳朵长时间处在高分贝的声音当中，听觉就会处于一种

封闭的状态。强烈的声音会对人的听觉神经产生非常大的刺激，进而让听觉疲劳，最终引起听力下降、耳鸣。

有人因工作需要，必须长时间戴耳机该怎么办呢？

第一，调低音量。耳机拿下来，用手拿远，如果听不到声音，就是比较适合的音量。

第二，不要在环境噪声大的地方戴耳机听音乐，而且耳机最大音量不要超过 60%；戴耳机的时间尽量控制在每次 1 个小时以内。

第三，如果有条件，建议用降噪耳机。

第四，我们长期使用耳机，听力会在高频的声波部分受到损伤。如果你怀疑自己的听力有损伤，可以自己去医院做一下纯音测听，也就是电测听。

鼻出血时应该抬头还是低头

流鼻血时很多人下意识的反应就是仰头，而且我们发现，将头仰起一段时间，某些时候确实可以将鼻血止住。这种做法真的可取吗？

常见的错误止血方法：

1. 仰头

实际上，仰头并不是将血止住了，而是改变了鼻血的流向，使其向后流向咽部，然后被咽到胃里。胃肠道受到血液的刺激，容易有恶心、呕血、腹痛或黑便等后续的"麻烦"。

2. 用卫生纸堵塞鼻孔

很多人在发生鼻出血时，会用卫生纸塞到出血的鼻子里将出血堵住。这种做法不仅不利于止血，还有可能使原本并不严重的鼻出血加重。对于一个凝血功能正常，且没有较大血管破裂的出血者而言，通常 2 ～ 3 分钟内便会在出血处形成凝血块或者凝血面，慢一些的也会在 9 ～ 12 分钟内形成。鼻出血后，如果用卫生纸去堵，质地较为坚硬的纸捻可能会直接触及出血区，成为干扰凝血的外来物。如果用力过大，将纸捻使劲往鼻子深处捅甚至转动纸捻，娇嫩的鼻腔黏膜会受到二次损伤，使出血面积扩大。当取出纸捻时，已经形成的凝血块或凝血面倘若与卫生纸粘连在一起，会随着纸捻被取出而受到破坏，重新引发流血。

3. 举起对侧手臂

鼻出血时，举起出血鼻孔相对一侧的手臂，也是一个常见的错误操作，而且这一"谣言"非常有群众基础。出于人们熟知的"一侧大脑控制对侧身体"这一理论，我们很容易简单地认为举起对侧手臂会引起神经兴奋，从而收缩血管。事实上，根本就不是这么一回事。鼻腔黏膜的血管收缩受交感神经支配，而上肢的动作受臂丛神经的控制，单纯对臂丛神经进行刺激并不能引起交感神经的变化。

正确的止血方式：

1. 压迫止血

出血量不大的话，应该采用按压鼻翼止血法。即用与出血鼻孔同侧的手，伸出大拇指，其余四指攥拳，将大拇指按压在出血鼻孔鼻翼后，稍加用力。同时，将头部前倾约 30 度，张口自然呼吸，持续按压 15 分钟。

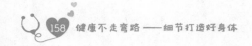

2. 用冷毛巾敷额头

在按压止血的同时，可用冷水袋或湿毛巾敷前额和后颈部，促使血管收缩，从而减少出血。

这种鼻出血应该去医院：

倘若鲜血为连续滴下，甚至成为血流，说明鼻腔内的出血速度不算慢了，这时应该考虑去医院就诊。这种大量出血的情况，出血点往往位于鼻腔的后部或鼻咽部，而且可能是较粗大的血管或血管瘤破裂出血，也可能是由全身性疾病导致的凝血功能障碍所致。

就诊时，应给医生提供准确的信息，如鼻出血的时间、频率、诱因、开始出血时的表现、血先从哪个鼻孔流出、是否经过治疗、平时的身体状况、用药情况等，便于医生快速、准确地了解病情。

如何预防鼻出血：

平时应注意预防鼻出血的发生，措施包括：

1. 保持房间的安静、清洁，温度要适宜。保持室内空气清新，适当开窗通风换气，温度宜保持在 18 ～ 20 摄氏度。因空气过于干燥可诱发鼻腔出血，所以空气湿度应大于 60%。

2. 老人平日活动时动作要慢，勿用力擤鼻，并对症止咳。饮食要选择易消化的软食，多吃水果蔬菜，忌辛辣刺激，并保持大便通畅，便秘者可给予缓泻剂。

3. 老年性鼻出血患者多伴有高血压、冠心病、支气管炎等，必须针对病因进行相应的治疗，尤其是高血压病患者，必须尽快将血压控制到正常或接近正常的水平，观察病情变化，并及时到医院就诊。

4. 儿童鼻出血患者应纠正挖鼻、揉鼻、往鼻腔内放置异物等易导致黏膜损伤的不良习惯。

嘴唇呈四种颜色，可能是疾病信号

如果你的嘴唇呈现出以下这四种颜色，可能是疾病的信号。

嘴唇颜色呈苍白、青紫色，是不好的，嘴唇发黑发暗，或者变成了樱桃红色，你更要重视。健康的嘴唇应该是淡红色。那为什么嘴唇会呈现出异常的颜色呢？

第一个，嘴唇苍白。如果缺水，嘴唇可能会泛白，这是正常现象，多喝点水就好了。但是如果你的嘴唇苍白，眼睑、指甲、面色也跟着发白，可以先去社区医院查查是不是贫血。

第二个，嘴唇青紫。嘴唇青紫可能是天冷，血管收缩导致，但如果环境温暖，嘴唇还是青紫色的，再有胸闷、气喘这些症状，就要警惕了，有可能是某些疾病导致了身体缺氧。可以先去社区医院查明原因。如果心脏有问题的话，医生一般会建议去上级医院做进一步检查。

第三个，嘴唇发暗、发黑。这可能是因为年龄增长而出现的嘴唇色素沉淀。这种情况我们不用太在意，平时做好唇部的护理、防晒就可以了。但如果唇色发黑、发暗的同时还不想吃东西，消化不良，有便秘、腹泻，这个就要警惕消化系统的疾病了，也应该及时去医院做检查。

第四个，嘴唇呈樱桃红色。这种唇色比较少见，但是最危险。听说过一氧化碳中毒吗？在关得严严实实的、没有烟囱的房间里面吃炭火烤肉、涮肉，或者烧炭、点煤球炉子取暖，这些都容易导致一氧化碳中毒，进而出现典型的樱桃红唇色。这个时候需要尽快开

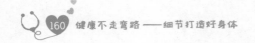

窗通风，离开现场，拨打 120 急救电话。

牙疼真的能要命

牙疼，很常见，但是引起牙疼的原因却有很多种。有一种牙疼是心肌梗死引起的。那怎么分辨？其实很简单：口腔疾病引起的牙疼一般都能在口腔内部找到原因。比如说龋齿、牙髓炎引起的牙疼，它和冷热刺激有关，还和体位有关，躺下以后就加重，晚上疼得厉害。再比如说牙齿有按压痛、叩击痛，而且牙周组织还有红肿……如果是短暂的像电击一样的剧烈疼痛，还有可能是三叉神经痛。但如果牙疼和熬夜有关，和休息不好有关系，休息以后就有所缓解，就要考虑心绞痛的可能性，应尽早去医院做检查。

如果牙疼伴随着胸闷憋气、出大汗，首先就要考虑心肌梗死。这个时候就不要再犹豫了，马上拨打 120 。

不要再撕倒刺了

很多人手上长了肉刺以后，就去买各种各样的维生素、微量元素等补品，其实完全没必要。因为手上长的这个肉刺，跟缺乏维生素、微量元素没啥关系。那为什么手指会长肉刺呢？是因为我们手上的皮脂腺分布比较少，油脂分泌太少了，容易因干燥而导致脱皮。医学上，这叫逆剥。

想解决这个问题，我们只需要在做家务的时候戴上手套，做完家务、洗完手以后抹上润肤霜就足够了。有了倒刺千万别拿手去撕，也别用牙去咬，否则容易出血、感染。可以拿指甲剪把倒刺剪掉，然后抹一点润肤油或者面霜。

扰人的荨麻疹，吃一次药就好了

荨麻疹太常见了，70%～80%的人都长过。大多数荨麻疹是物理性的，比如从温暖的房间里边出来，冷风一吹可能就会出现；大量运动以后有很多人也会长荨麻疹；还有人挠一挠就会长；再有就是因为食物过敏。如果是吃东西引发荨麻疹，以后那种致敏的食物就不要吃了。吃东西起荨麻疹的话，最好口服一些抗组胺的药或糖皮质激素类的药，吃上以后很快就好了。

荨麻疹很难根治，有的会反复发作，长了就吃药，好了就停药，再长再吃。有的小孩有慢性荨麻疹，等年龄慢慢大了，自己就好了。

荨麻疹，可以吃抗过敏的药：左西替利嗪 5 毫克，一天 1 次；维生素 C 0.2 毫克，一天 3 次；葡萄糖酸钙 1 克，一天 3 次，再加上醋酸泼尼松片 5 毫克，一天 3 次。用药以前一定要咨询医生，不可擅自用药。

皮肤划痕症是什么

皮肤划痕症就是皮肤经过划写、抓挠后出现条状隆起或发红的现象，也叫人工荨麻。这其实很常见，平时自己别老去抓挠，如果痒得厉害，可以吃一点抗组胺的药；如果痒得不厉害，就完全不用管它。洗澡时尽量用凉一点的水，不能太热，还要多吃蔬菜和水果，好好睡觉，别熬夜，多运动。小孩有这个问题的，随着年龄慢慢变大，有的自然就好了。

手上的小水疱、汗疱疹怎么解决

很多人一到夏天就特别容易长汗疱疹，不仅痒，还经常反复。别着急，教你一招搞定！

我们可以在医生的指导下外用糖皮质激素类的药膏涂抹，比如哈西奈德等。一天 2 次，好了就停药，不要长期使用。

如果水疱破了，要注意清洁和消毒。如果瘙痒特别严重，可以找医生去开一些抗组胺的药，比如氯雷他定、左西替利嗪等，好了以后就不要吃了。

那我们平时应该注意什么呢？

1. 不要接触过敏源。

2. 患处不要长期泡在水里，不要用太烫的水洗手，手洗衣物时尽量不要使用碱性洗涤剂。

3. 平时涂点有保湿润肤功能的护手霜。

刘医生有话说

想要远离湿疹，牢记以下六个习惯：

1. 养成健康的饮食习惯。湿疹患者日常要避免吃辛辣刺激的食物，以及海产品和牛奶、鸡蛋等食物，应该以清淡、少油少脂、高蛋白的食物为主。这里要特别提醒：如果婴幼儿患有湿疹，要尽量母乳喂养。

2. 养成良好的排便习惯，保持大便通畅。同时也要进行适量的运动，增强机体免疫力，生活要有规律。

3. 穿衣方面要尽量穿柔软、宽松的棉质衣服，尽量不要选择人造纤维及毛料等制成的衣服，因为这些面料可能会导致皮肤过敏，从而引发湿疹。而且不要穿过厚的衣服，因为过热也有可能加重湿疹的症状。

4. 注意卫生。每周沐浴2～3次即可，且不要用过热的洗澡水沐浴或过度搓澡；还应选择中性浴液，洗完澡后注意皮肤的保湿。衣物、被褥和枕套等物品需要勤换勤洗，最好经常晒一晒，因为这些物品很容易滋生细菌以及螨虫，对湿疹患者病情恢复不利。

5. 避免患处受风或被阳光长时间照射。湿疹患者皮肤不能过于干燥，皮肤干燥也会导致湿疹的反复。

6. 在日常生活中要保持心情愉悦，避免紧张、焦虑、暴躁、抑郁等情绪的出现。负面情绪也会影响康复。

身上的瘊子，一招搞定

瘊子又叫寻常疣，一般长在手上、脸上。它是人类乳头瘤病毒感染引起的，所以具有一定传染性。那怎么办呢？可以去医院用激光直接打掉，又方便又简单。有一点要特别注意，身上如果有瘊子，千万不要用手抓，更不要拿搓澡巾使劲搓，这样容易造成感染扩散。

眼下脂肪粒怎么解决

眼下脂肪粒长在眼睛下面，分为两种，一种是粟丘疹，由皮脂腺发育不完善和炎症引起汗管受损导致。这种一般不需要治疗，如果你在意，可以用碘伏消毒针头后刺破皮肤，挤出即可。

还有大部分所谓的脂肪粒，其实是汗管瘤。这是一种累及汗管的良性肿瘤，一般也不需要治疗，如果嫌难看，可以去正规的医疗机构用激光打掉。

注意：最好别用化学药水烧掉，因为深度不可控制，容易导致皮肤凹陷或增生疤痕。

黑头、毛孔粗大怎么办

毛孔粗大、黑头，是因为皮脂大量地分泌混合角质形成的堵塞导致的。所以，我们要调整自己的饮食结构，尽量不要吃太油腻的食物，不要吃太多含糖的食品，同时补充足够的蛋白质和膳食纤维，别熬夜。这样，问题才能彻底解决。

黑头能不能挤，那挤了怎么办?

我的建议是不要随便挤！虽然我这么说，但很多人还是管不住手。那挤了怎么办呢?

每次挤完黑头以后一定要拿碘伏消消毒，然后再抹一下甲硝唑凝胶，可以避免发炎。

如何去黑头?

有一个去黑头的小妙招，记住了：甲硝唑凝胶+15%的壬二酸凝胶配合使用，效果不错。因为甲硝唑可以抗菌除螨，避免或减少炎症。15%的壬二酸能抑制油脂的分泌，减少毛囊角化。那应该怎么用呢? 首先，在有黑头的地方涂一层甲硝唑凝胶。然后在这上面涂一层15%的壬二酸凝胶，等30分钟以后把它们洗干净。连续用上一段时间以后，你会发现黑头有改善。同时，一定不能熬夜，要多喝水，少吃碳水化合物，多吃高膳食纤维的食物，蛋白质要补充够。这样黑头也会明显减少。

脸上长痘痘别着急

长了痘痘一定要正确处理，否则可能会出大问题。出现痘痘时先涂碘伏，再涂红霉素或甲硝唑或莫匹罗星等消炎药膏，每天至少3次。如果不及时消炎，普通体质的人皮肤上可能会形成痘坑，如果你是所谓的"疤痕体质"，就有可能会形成疤痕疙瘩。疤痕疙瘩如果不及时治疗，时间久了会越长越大。

做到这几点可以减少长痘

第一点，别熬夜，因为熬夜会让雄性激素水平升高，促进皮脂

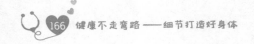

腺分泌，让毛孔更容易堵塞。

第二点，要调整饮食结构。多吃瓜果蔬菜，多吃含糖量低的水果，多吃一些鱼、肉、蛋和豆制品。如果你长痘痘就不要喝牛奶了，因为里面含有 IGF-1，会促进皮脂腺的分泌，使毛孔更容易堵塞。毛孔堵塞，就会长痘。

还要少吃碳水化合物，并且要用一些去油的产品来洗脸、洗澡，把脸上的油洗干净，每天要多洗两次，让毛孔通透起来。

另外，就是每天要进行适当的运动，让自己出出汗，把毛孔冲刷干净。毛孔不堵塞了，痘痘也就减少了。

痘痘总下不去怎么办？

有人的痘痘长了一两个月、两三个月了还下不去。如果一直反复流脓，要尽早去找皮肤科或普外科医生进行处理。如果只是凸起的小红疙瘩下不去，就要赶紧排查一下是否已经形成了疤痕疙瘩。怎么判断呢？如果长了一个小痤疮，特别是长在疤痕疙瘩的高发区域，比如下颌、前胸、肩胛、会阴等部位，一两个月、两三个月了还没下去，而且小疙瘩是红的、硬的，不流脓、没有任何分泌物，那就很可能已经形成了疤痕疙瘩。

形成了疤痕疙瘩该怎么办呢？我们一定要在第一时间去专业的疤痕防治机构进行防治，把疤痕消灭在萌芽状态，这个疤痕疙瘩就不会长大。

痘印怎么办？

痘印是长痘痘以后皮肤因炎症反应留下的色素沉着。可以买一支维 A 酸乳膏，每天使用。维 A 酸乳膏使用有讲究，如果不注意的话，可能会加重皮肤损伤：第一点，涂抹的时候要点涂，不要涂得满脸都是。第二点，晚上涂，不要白天涂。第三点，早上起来以后一定要把脸上的维A酸乳膏洗干净，否则太阳一晒，容易出现日光性皮炎。第四点，注意防晒。因为紫外线的照射，是导致痘印产生的一个重要因素。所以如果想让痘印减轻，一定要注意防晒。

刘医生有话说

　　特别提醒：用药治疗痘痘属于医疗行为，自己不要乱用，一定要在皮肤科医生指导下用药。

　　千万不要习惯性地用手随便摸脸。

　　因为手上细菌太多，随便摸脸会把细菌带到脸上去，容易引起毛囊感染。有可能本来毛孔没有堵塞，你用手一摸脸，正好把一个脱落的上皮细胞或灰尘推到毛孔里，把毛孔堵上了。

　　脸上如果正在长痘痘，一摸脸就很容易把痘痘部位的细菌带到没长痘痘的皮肤上去，导致毛囊感染。

嘴唇干燥起皮怎么办

　　嘴唇干燥起皮、越舔越干，有时候还会渗血、瘙痒，这个很可能是唇炎。现在教你一个解决办法：第一，用药膏来涂抹。可以在医生的指导下用红霉素软膏，或维生素E软膏、他克莫司软膏，交替使用。第二，就是在医生的指导下口服一些维生素A和B族维生素，吃饭的时候多吃一些绿叶蔬菜，还有牛奶、鱼肉之类的，重点是千万不要舔嘴唇，更不要拿手去撕嘴唇上的死皮，否则会越来越严重。

刘医生有话说

唇炎会影响患者的日常工作、生活、社交，除严格遵医嘱按时用药外，患者的自我管理、饮食及生活方式的调整，对唇炎的控制也具有重要意义。

1.停用可疑的食物、药物，不用引发不适的化妆品、唇膏等。

2.改掉咬唇、舔唇等不良习惯。

3.养成爱喝水的好习惯，避免嘴唇干燥。

4.避免日晒、风吹、寒冷刺激，气候干燥时可以进行局部湿敷，保持唇部湿润。

5.病从口入，平时要保持良好的口腔卫生。

6.戒除烟酒，忌食辛辣刺激性食物，多吃新鲜水果，补充维生素。

7.注意休息，学会释放压力、放松心情，保持良好的情绪和状态。

特别注意事项

唇炎是发生在唇部的一大类疾病的总称，唇炎本身分类较多，且某些全身性疾病也可能会在唇部出现类似的症状，应鉴别后对症治疗。

疱疹病毒感染如何处理

我们经常说嘴上起燎泡是上火引起的，这其实是单纯疱疹病毒引起的疱疹病毒感染。如果你免疫力下降，它就容易起来，还容易复发。人类是单纯疱疹病毒的唯一宿主，百分之八九十的人都得过这个病。不过这种病毒有自限性，只要没有引起细菌感染，一般一周左右自己就好了。如果你想好得快一点，可以抹点抗病毒的药膏，如阿昔洛韦或更昔洛韦乳膏等。

那怎么才能预防呢？首先是劳逸结合，不要让自己太累，还要保持好心情，饮食营养也要搭配合理。这个病出现之前，有一个兆头就是局部发痒。如果你原来长过这种疱疹，嘴唇某个地方又开始发痒的时候，就要想到有可能又长疱疹了。此时在 24 小时内口服抗病毒的药是有效的。

因为这个病容易复发，又有自限性，所以不用药也可以慢慢自愈，大概一个星期就好了。

非常重要的一点：嘴角长了单纯疱疹的人千万别亲孩子，一定要远离婴儿。疱疹病毒有传染性，亲吻孩子是会传染给他的，一旦传染，非常危险！

脚后跟干裂起皮怎么办

你的脚后跟是不是也干裂起皮呢？这大都是因为秋冬季节气候干燥导致的。治疗方法很简单。去药店买一支尿素维生素 E 软膏，

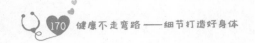

每天涂两次，很快就能解决。如果你有真菌感染就用水杨酸软膏、克霉唑软膏和凡士林，按1∶1∶1的比例混合在一起，每天涂两次，很快就能解决，多涂一点点也没关系。

想拥有光滑的皮肤，做到这几点才可以

每个人都想拥有光滑的皮肤。作为一个疤痕医生，每天都有很多人问我，怎么才能让自己的皮肤不留疤呢？首先要知道，疤痕是皮肤损伤以后的必然结果，所以要想不留疤的话，那就最好不要受伤。皮肤外伤的原因有很多，比如说手术外伤、烧烫伤、蚊虫叮咬……最常见的还有长痘痘。所以我们要想让自己不留疤的话就要做到以下四点。

第一，尽量不要让自己受伤，万一受伤了，要尽快消炎、消毒，让伤口尽快愈合。如果有了结痂，不要拿手抠，让它自然脱落。

第二，家里一定要常备碘伏。碘伏是很好的消毒剂，哪个地方有炎症了，受伤了，就赶紧拿碘伏消消毒，然后再抹一些消炎的药膏，这样创面就会尽快愈合。

第三，要预防长痘痘。长痘痘是皮肤损伤最常见的一个原因。预防长痘痘该怎么做呢？不能熬夜，要少吃高碳水化合物的食品，选择高膳食纤维、高蛋白、低碳水的饮食；还可以适当用一些去油的清洁产品清洁皮肤，把毛孔清理干净；还要适当地运动，出出汗，让汗水把毛孔冲刷干净。

第四，如果不小心被烫伤了，大家要记住"冲、脱、泡、盖、

送"的急救五字诀。其中最重要的就是拿凉水冲，冲 15～30 分钟，一直冲到不疼。只要做到了有效防护，就会减少留疤的概率。

疤痕体质，其实是个伪命题

疤痕体质其实是个伪命题。这是目前专业的疤痕医生普遍认可的。

我们先说说对疤痕体质的理解。

第一，无论哪个部位的皮肤损伤都一定会产生疤痕增生或者疤痕疙瘩。

第二，具有家族遗传性。

只有这两个条件同时具备，我们才能称其为疤痕体质，或者叫瘢痕体质。但其实在临床中基本上没有医生见过这样的患者，所以疤痕专业的医生现在已经基本不再使用疤痕体质这个词。我们把称其为局域性过度修复型体质，或者疤痕疙瘩体质更为准确一些。所以，大家不要再给自己戴上疤痕体质这顶莫须有的帽子了。

那为什么伤口愈合后会长疤痕疙瘩？

疤痕疙瘩的形成原因有两种。

第一是内因，是我们个人体质的问题。

第二是外界因素，最常见的就是长痘痘，还有打针、蚊虫叮咬、烧伤、烫伤、手术外伤等。

很多人说，为什么父母没有这种疤痕疙瘩体质，我会有呢？这就涉及遗传变异的问题。因为每个个体都遗传了父亲和母亲各 50% 的基因，父母的基因结合以后，在往下传递的过程当中，发生了变

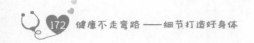

异。所以你的体质跟父母有所不同。

目前人类的医学手段还无法改变疤痕疙瘩体质，但是可以通过自身控制和专业预防来减少或者杜绝疤痕疙瘩的发生。所以疤痕疙瘩这个病是可以预防的。

疤痕疙瘩为什么是世界难题

疤痕疙瘩目前仍然被大部分的医生称为世界难题。因为疤痕疙瘩有三大特点：

第一，疤痕疙瘩会持续生长，没有特定的停止期，而且这个病目前没有检测方法。到底长多长时间才能停下来呢？目前检测不出来。所以应尽早治疗，不要等它越来越严重。

第二，它会持续地往外扩散，侵犯好的皮肤。所以这个病有一个别名叫"不死的癌症"，因为它具备癌细胞的某些特点。癌细胞会往外扩散，它也会往外扩散。但是它只顺着皮肤往外扩散，不会扩散到内脏和重要的组织器官，对生命没有影响。所以叫它"不死的癌症"。

第三，特别容易复发。因为这个病在外科医生眼里就是一个疙瘩，把它切下来，然后缝合，这个疙瘩就没了。但是如果对这个刀口没有采取预防疤痕疙瘩的措施，疙瘩很快又会再长起来。

所以如果想治疗的话，一定要尽早，还要找一个特别有效的方法，争取一次性治愈，不要让它反反复复。只要方法对了，就一定能治好。

谨防医托，防止上当受骗

疤痕疙瘩这个疾病目前是世界医学难题，而且无论是什么样的疤痕，一旦形成了，目前没有办法可以让它恢复到跟正常皮肤一样的程度。如果有人告诉你，他有药能让你的疤痕恢复到正常皮肤的状态，一定不要相信。而且同时我也奉劝一些商家，我们一定要实事求是地去讲问题，千万不要误导患者。患者更要擦亮眼睛，不要上当受骗。

疤痕可以完全去掉吗

首先疤痕一旦形成就不可能完全去掉。因为疤痕是皮肤损伤以后的必然修复结果，所以没有任何药物能把疤痕完全去掉。确实有的药物是可以减轻疤痕痕迹的，但是用药的时间特别关键。如果疤痕已经成熟，形成了一个稳定的疤痕，无论是生理性还是病理性的，这时再用任何所谓的祛疤药物，都基本上没有效果。但如果伤口刚刚愈合，结痂刚刚脱落，在疤痕还没有稳定成熟之前，用一些硅凝胶类的产品或者是洋葱提取物等，对减轻疤痕的痕迹还是有用的。但用的时间要足够长，起码要用3个月到半年，才有效果。如果疤痕已经成熟稳定了，就不要再用药了，因为很可能是白花钱，白麻烦。

如果有疤痕疙瘩的话，一定要趁早治疗，因为越早治疗，恢复得越好。

疤痕疙瘩能治好吗？

疤痕疙瘩高发区是前胸、肩胛骨、下颌角、耳朵、上臂、腹部、会阴部。疤痕疙瘩不但会持续地长大，而且会出现瘙痒，并随着长大出现疼痛、感染化脓，有可能还会癌变。

单纯手术或者打激素的办法都不行，都不对。虽然都是治疗疤痕疙瘩的方法，但是必须综合治疗才能治好。疤痕疙瘩的治疗方法大体分为两类。一类是手术。但手术以后必须要做好刀口疤痕预防。如果没有疤痕预防的措施，没有完整的预防体系，刀口很容易再长疤痕疙瘩。如果手术怕疼，完全可以用非手术的方法，即物理方法或药物，让疤痕疙瘩平下去，然后再配合预防疤痕的措施，把疤痕生长的问题、复发的问题解决好，才能治愈。重点是不能乱吃药，要争取一次性治好，千万不要反反复复，否则可能会越来越严重。

肤疾宁贴疤痕疙瘩有用吗？

如果疤痕疙瘩处在早期，可以贴一贴试试，但是千万不要长期用。因为有的小疤痕疙瘩贴一段时间，确实能够控制住，也可能就不长了，但是很大一部分贴完了以后会导致局部血管扩张。局部的血流量加大了，局部的营养就更充足，这就可能导致停药以后疤痕更红。

我们只有用综合的治疗方案，把多余的血管封闭起来，降低局部的血流量，降低成纤维细胞的活性，疤痕增长才能真的停下来。所以奉劝各位，不要在局部单纯地使用激素，否则疤痕有可能会越来越严重。

祛疤膏真的能祛疤吗？

所谓的祛疤膏只是一个概念，不可能把疤完全去掉。

而且疤痕一旦成熟了，再用祛疤膏药是不管用的。什么时候用去疤膏呢？皮肤刚刚受了伤，结痂脱落之初，马上用，而且用的时间要长，要用3个月到半年。如果你不是那种所谓疤痕体质的话，伤口恢复得就比较好，疤痕就会相对较轻。

但如果疤痕已经成熟了，再用祛疤膏就会无效。还有特别重要的一点就是，如果你是所谓的疤痕体质，伤口很可能会发红，会鼓起来，用所谓的祛疤膏也是没有用的，而要寻求专业的疤痕治疗，而且要尽早治疗，后期的美观度才会提高。

疤痕疙瘩治疗期间可以怀孕吗？

最好先治好这个病再要孩子。因为一旦怀孕就没法治疗了。怀孕期间激素水平变化，大多会导致疤痕疙瘩疯长，而且瘙痒或疼痛会加重，很遭罪。

剖腹产疤痕到底怎么治？

来门诊找我看剖腹产疤痕的女性有一个普遍诉求：希望把疤痕去掉。我都会不厌其烦地告诉她们：疤痕一旦形成就不可能完全去掉，这是目前人类医学技术无法做到的。但是也别灰心，想要比当前看起来美观是可以做到的。

首先要搞清楚疤痕是生理性的还是病理性的。怎么来区分呢？如果刀口留下了一个平平的线形的痕迹，颜色跟皮肤接近，没有增生，这就属于生理性疤痕。如果对美观要求不高，这种疤痕不用处理，因为它不会加重，随着时间推移，痕迹会越来越轻。当然如果刀口很宽，很难看，通过疤痕切除手术加超减张精细缝合术，可以让刀口的疤痕恢复得更好。如果刀口疤痕是红红的，高出皮肤表面，就属于病理性疤痕了。这种病理性疤痕有两种专业治疗手段，一是非手术综合治疗；二是手术加刀口预防治疗。两种方案可以根据对美观度的需求来选择。但无论手术还是非手术，防止疤痕复发都是关键。

刘医生有话说

　　许多疤痕疙瘩患者深受困扰，走了许多弯路。一些单一的治疗方法不但不能解决问题甚至还让问题变得更严重，比如以下几种：

　　1. 打针：单一的打针可以分解疤痕疙瘩内的胶原，但是也会使血管扩张和增生，给疤痕供应更多的营养，所以药效消失后疤痕疙瘩往往会长得更快。

　　2. 冷冻：冷冻属于有创治疗，治疗过程会刺激胶原的再生。冷冻后如果没有预防措施，疤痕很容易复发、反弹，而且治疗比较受罪，治疗后的护理也麻烦。

　　3. 同位素：同位素治疗有好有坏，费用不算高，患者能接受，但是它的用量不好把控，所以效果也不确切。这也是 20 世纪六七十年代的方案了，针对特别小和薄的疤痕有一定效果，但是疤痕大一些的很难控制复发。另外，终身不愈的放射性白斑和放射性皮炎也是比较常见的副作用。

　　4. "植皮""扩张器"：一般指"异位供皮区植皮术"和"扩张器－皮肤软组织扩张术"。因为这两种手术都有创伤，还会扩大损伤，疤痕疙瘩一旦复发会加倍增长。所以不建议用于疤痕疙瘩的治疗。我们临床常用疤痕疙瘩切除原位植皮术，损伤小，术后做好刀口预防的话，愈后良好。

　　5. 外用药物：疤痕疙瘩的皮肤没有毛孔，一般药物难以渗透。临床常见外用药物常含有糖皮质激素类或腐蚀类成分。糖皮质激素类药物可使局部皮肤变薄，还有扩张血管的副作用，不建议长期使用。腐蚀类药物可使增生的疤痕变薄，但腐蚀程度不可控，容易导致新的创伤从而加重疤痕。

　　6. 激光：激光治疗瘢痕疙瘩存在一定弊端。通过高温消融和光电效应使疤痕能够更平整一些，但是疤痕吸收速度慢，恢复效果不理想，关键是解决不了复发问题。

咽到肚子里的痰

有时候嗓子里有痰，很不舒服，想吐没地儿吐，我们经过一番思想斗争，就咽下去了。我告诉你，吐痰虽然不雅，但最好还是去合适的地方吐出去。那些咽到肚子里的痰反而是真的恶心，真不健康。

咱们今天就来说一说，痰到底是什么。痰是怎么形成的呢？它有两个来源，一个是呼吸道，一个是鼻腔。痰里包含黏液、异物、成千上万的病原、微生物，还有各种炎性细胞和坏死脱落的上皮细胞……看到这些物质你说你是吐出来好，还是咽下去好？另外，痰是能传播疾病的。随地吐痰，痰里的微生物能散发到空气当中，其他人吸入后就很容易被传染疾病。所以一定不要随地吐痰，特别是在疫情期间，更不能随便吐痰，一定要把痰吐到痰盂、马桶里面，或者把痰吐到纸巾里，再把纸巾扔进垃圾桶或者马桶里。

通过药名长知识

1. 感冒药里有"麻"字的，通常都有收缩血管的功能，会导致血压升高。高血压患者应慎用。

2. 感冒药里有"敏""扑""苯"之类的，会让人犯困，开车的人最好别吃。

3. 药中含有"酚"字的，有消化道溃疡的人不建议吃，可能会导致消化道穿孔。

4. 一些止咳药或感冒药里有"镁"字的，慢性支气管哮喘患者不建议吃。

5. 中成药药名有"解毒"两个字的不要长期吃。

如果生病了，我建议大家去医院咨询专业医生，不要盲目用药。

这些常用药，千万不要一起吃

下面这些常用药千万不要一起吃，弄不好会有生命危险。

感冒药加退烧药加镇痛药，它们三个一起吃的话，容易引起肝损伤，严重的还会导致急性肝衰竭。

藿香正气水和头孢类抗生素不要一起吃，否则容易引起中毒，严重的时候，也能诱发急性肝衰竭。

阿司匹林和银杏叶类的药物也不能一起吃，否则容易引起出血，特别是手术以后，会增加出血风险。

全国每年有 250 万的患者因为吃错药导致身体受损，有 20 万人死于吃错药。所以，在吃药之前一定要问医生，不要自己随便吃药。

这些有毒的食物，你吃过几种

你怕食物中毒吗？记住以下这些食物，千万别吃。

发芽的土豆和还没成熟的西红柿，含有毒素龙葵素，吃了容易中毒。

发苦的瓜子和发霉的花生，有很多种霉菌，还有黄曲霉毒素。

黄曲霉毒素能致癌。

腐烂的水果，没有腐烂的地方也容易被细菌污染，吃下去对身体有害！

甘蔗里面发红，是因为有了霉变。发红处会产生 3- 硝基丙酸，这是一种神经性毒素，不超过 0.5 克就能让你中毒！

腐烂的生姜，含有黄樟素，是一种毒性很强的有机物，可能会诱发肝细胞癌变。

还没腌透的咸菜，容易造成亚硝酸盐中毒。建议你要么吃腌制 4 小时内的腌菜，要么吃腌了 30 天以上的老咸菜。

没煮熟的豆浆，含有皂苷，喝了也会中毒。

"耳仓"是富贵的象征吗

你耳朵前面有小眼儿吗？这个就是我们老百姓说的"耳仓"，所谓"富贵的象征"。其实这跟有福没福没有关系。这个耳仓是先天发育畸形导致的耳前瘘管。别看前面可能只有一个或几个小眼，瘘管里边却是四通八达，很复杂。平时如果没有任何不适的话，不用管它，如果出现了发炎感染，就需要手术。这个手术需要有丰富经验的医生才能完成，因为里面太复杂了。所以我们出现了感染去找医生的时候，一定要找经验丰富的医生，把窦道一次性清理干净。如果平时没有炎症，我们只要注意日常清洁，注意饮食清淡就行了，然后要确保在洗澡、洗脸的时候别把那个眼儿给堵住了，造成感染。

"富贵包"不富贵

"富贵包"是啥？就是脖子后边的一个大鼓包，一低头就露出来了。这个鼓包就是人们俗称的"富贵包"。你可千万别以为有"富贵包"是好事儿，其实它一点儿也不富贵。

在临床中，我们叫它颈后大包，如果你已经出现了富贵包，那可能意味着你的脊柱已经出现了变形，长时间放任不管的话，有可能会引起一些症状，比如头晕、头痛、失眠、胸闷，等等。

得了富贵包该怎么办呢？方法很简单。第一，一定注意不要长时间低头，不管是看手机、看书，还是学习，持续20分钟要适当活动一下脖子。第二，用两只手抓住门框，身体前倾，拉伸肩背部的肌肉，保持这个姿势2～3秒钟，一天做5分钟。第三，背靠墙，贴墙站，用手指轻轻地推下巴，使头往后移动，一天做4～5次。

阿司匹林，你会吃吗

百年老药阿司匹林，很多人都吃错了！有人说，不就吃个药吗？还能吃错？要知道，阿司匹林是个"大家族"，有很多种剂型，就拿我们平时常用的阿司匹林片和阿司匹林肠溶片来说，到底是应该饭前吃还是饭后吃？

阿司匹林口服对我们的胃有一定的刺激，胃黏膜容易损伤，甚至造成胃溃疡、胃出血，所以阿司匹林片适合餐后服用。但餐后服用又会抵消一部分药效，所以就有了阿司匹林肠溶片。因为它在胃酸中不会溶解，只有到肠道的碱性环境才会溶解，而且如果吃饭后再吃，药在胃里滞留的时间会延长，导致一部分药物从包膜中释放出来，刺激胃黏膜。所以吃阿司匹林肠溶片可以饭前吃，但记住，不要掰开或嚼碎，不然对胃还是有刺激。

如果是阿司匹林肠溶缓释片，也要饭后再吃。

定期输液可以疏通血管吗

现在很多人固执地认为定期输液可以疏通血管，预防脑中风发作。输液实际上是起不到这种作用的，用这种方法来预防血管问题是无效的。

首先人体有很强的代谢作用。输液输进体内的物质，不到一天就会被代谢掉，就算对疏通血管有好处，也撑不到一天，起不到长时间的预防作用。并且血管内的垃圾并不是一天、一个月、一年形成的，而是从人年轻的时候就开始堆积下来的，这么多年堆积的脂质等物质，都已经紧紧地附着在血管壁上了，输一两次液是冲刷不掉的。

其次输液预防的作用不大，要是没有掌握好度，还有可能造成比较严重的后果。比如有些中老年人本身心脑血管就有问题，要是输液的时候没注意，输进去一些对心脑血管有影响的物质，这就会增加血管出现问题的可能性。还有些中老年人可能心脏不太好，对于这些人来说，过度输液可能会对心脏造成无法逆转的影响。

因此输液预防心脑血管疾病的作用不大，而且还有一定的风险，是一种不可取的做法。

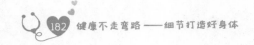

指甲上的"月牙"小，说明身体不健康吗

你可能听过一句话：指甲上的"月牙"小，说明不健康。其实"月牙"大小跟健康没有关系。"月牙"其实是有学名的，它叫作甲基。我们的指甲是由角蛋白细胞构成的，而甲基就是角蛋白细胞生长的起点。新生的角蛋白细胞比较"娇嫩"且长得白，因此就被称为"月牙"。

每个人甲基的生长部位也都是不同的。有的人"月牙"很明显，那是因为他的甲基生长部位比较靠前；而有的人"月牙"很小甚至没有，那是由于他的甲基生长部位比较靠后。

按摩淋巴可以排毒吗

有人说按摩淋巴可以排毒，医学上压根没有这样的说法。淋巴系统属于免疫系统，当我们的身体受到外来病毒、细菌侵袭的时候，淋巴系统能起到防御的作用。

我们的淋巴系统不需要被按摩，如果真的出现淋巴系统堵了的情况，也是因为疾病引起的，通过按摩也解决不了问题。反倒是随意对淋巴进行按摩，有可能对身体造成伤害。特别是在淋巴结发炎、肿大的时候，如果还对它进行按摩，增加额外刺激的话，有可能会加重炎症。如果是淋巴瘤，就更不能按摩，这有可能会造成肿瘤细胞的扩散。所以如果真的想要全身通畅，还不如平时多喝水，多运动，保持心情的舒畅。

这些病不用治

如果体检查出以下这些病，不用急着治，别花冤枉钱。

1. 甲状腺结节。95% 的甲状腺结节是良性的，特别是 1 厘米以下的，完全不必担心。

2. 脂肪肝。少喝酒、多运动、减肥，就管用。

3. 心脏早搏。24 小时少于 1 万次的一般不用治疗，最好的办法就是保持好心情和良好的生活习惯。

4. 宫颈糜烂不是病，是一种生理改变，定期做防癌筛查就行。

5. 浅表性胃炎一般不用治。你去胃镜室一看，很多人都有，不用刻意治疗，按时吃饭就行。

6. 乳腺增生，是正常的生理现象，很少会发展为乳腺癌。只要记得定期检查，保持好心情就可以了！

7. 盆腔积液，基本上是生理性的。我们的胸腔、盆腔、腹腔，怎么可能没有水呢？少量的积液，一般都是正常的。

8. 胆囊息肉，如果小于 1 厘米，定期观察就可以了。

在这里我要呼吁大家：别一有个什么感冒拉肚子就上大医院去。社区能解决的就不要占用大医院的医疗资源，把最好的医疗资源留给那些严重的、真正需要的患者吧。

口腔溃疡怎么办

你有没有被口腔溃疡困扰过？口腔溃疡也被称为"口疮"，当人们精神压力较大时，容易产生负面情绪，再加上睡眠质量不佳、机体免疫力下降，就可能引发口腔溃疡。如果有偏食的习惯，营养物质的摄取不均衡，也容易导致口腔溃疡。口腔溃疡最常见的原因是物理性损伤，比如食用尖锐食物（如薯片、鱼骨、带壳类海鲜等）造成的划伤或磨损，以及牙齿误咬等。口腔溃疡还与遗传有着紧密联系。

得了口腔溃疡怎么办？

口腔溃疡患者应多吃蔬菜和水果，适量补充水分，保持大便的通畅以及口腔的湿润；保证充足的睡眠，避免过度疲劳；加强体育锻炼，增强自身的免疫力。

由于口腔溃疡的确切病因还没有找到，所以治疗效果也并不好。但是不用过于担心，因为口腔溃疡具有周期性、复发性和自限性等特征，一般 1～2 周就可以自愈。

常用于口腔溃疡的药物：

1. 口腔溃疡贴、意可贴。

2. 含漱剂：依沙吖啶溶液、复方氯己定含漱液、复方高锰酸钾溶液、复方硼砂溶液、呋喃西林溶液等，这些含漱液可以促进口腔溃疡的愈合。

3. 口服维生素 B_2 片，每次 5～10 毫克，每天 3 次。

特别提醒　　若口腔溃疡创面大，长时间不好，需要及时去医院就诊，排除口腔癌的可能。

怎么预防口腔溃疡？

1. 保持健康的饮食规律，清淡饮食，多吃新鲜的蔬菜、水果。

2. 去除口腔的局部刺激因素。避免吃过硬、过于尖锐和过烫食物，少吃辛辣食物，保护好口腔黏膜。

3.保持健康的生活规律，保证充足的睡眠，心情舒畅，坚持锻炼身体，不要过度疲劳，提高自身免疫力。

4.注意口腔卫生，定期进行口腔检查。

慢性咽炎小验方

金银花、胖大海、麦冬、木蝴蝶，这4味中药放在一起泡水喝。每次胖大海1枚，其他三样适量，大约各5～10克。一杯可以反复冲泡，味道淡了换新的。至少坚持1个月以上。

胳膊肘发黑怎么办

你的胳膊肘发黑吗？屁股上有两片发黑的地方吗？

这个是因为摩擦或久坐导致的角质层增厚，色素沉淀。

我教你一个方法解决这个问题。

尿素软膏和维A酸软膏，按1∶1的比例混匀涂抹在发黑的地方，一天两次。

痔疮小妙招

针对血栓性外痔，有个小验方：

甲硝唑研成末，鲜土豆切成片。把甲硝唑粉末直接敷在外痔处，外面贴上鲜土豆片，用纱布包好，内裤勒紧，每天早晚各换1次，几天就见效。这个验方屡试不爽，使很多人避免了手术。

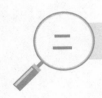

二　疾病早预防

嚼出来的癌症

10个口腔癌，9个嚼槟榔。经常嚼槟榔不仅会严重损害牙齿健康，导致牙齿变红、变黑、提前脱落，还会造成口腔溃疡、黏膜下纤维化，甚至会让你的口腔发生癌变，会让患口腔癌的风险上升8.4～9.9倍。

为什么呢？因为槟榔果中的槟榔素和槟榔碱具有潜在的致癌性，槟榔的花和藤也都含有致癌物质，这些物质包括槟榔生物碱、槟榔鞣质、槟榔特异性亚硝胺和活性氧。

我国槟榔消耗量最大的是湖南省。湖南省口腔癌患病率超过其他省份20倍！网上还有人说什么"槟榔加烟，法力无边"，那是用一时的快感换来口腔、咽喉、呼吸道、食道和肺部的损伤。

其实，槟榔本来是一味药，能杀虫、消积、增加胃肠蠕动、减慢心率、扩张血管，还能降血压。而槟榔逐渐变成害人的食物也就是因为槟榔碱。槟榔碱吃下去以后先是刺激内源性促肾上腺皮质激素分泌，之后让人的脑垂体释放更多的肾上腺皮质激素，让人感到异常兴奋，精力充沛，甚至还产生飘飘欲仙的快感。所以很多人沉迷于嚼槟榔。但我们要知道，一旦患上口腔癌，会让人受尽折磨。

所以，如果不想让脸变成大方脸，不想让牙齿变黑、变黄，不想得口腔癌，平时还是少嚼一点槟榔吧。

中风的三个征兆

中风发生前有三个明显征兆，你知道吗？

1. 无缘无故地失眠，持续半年以上。

2. 手的前三个手指麻木，持续 2 ～ 3 个月。

3. 胫骨麻木，持续半月以上。

那怎么预防中风呢？

1. 学会健康管理。建议每天吃不超过 6 克的盐（就一个啤酒瓶盖的量）；控制血压在高压 100 ～ 130 毫米汞柱，低压在 60 ～ 80 毫米汞柱；餐前血糖不超过 6，餐后血糖不超过 8；血低密度脂蛋白在 2 ～ 3 之间；同型半胱氨酸在 10 左右；静息心率不要超过 90；定期体检。

2. 养成良好的生活习惯。

按时吃早饭，戒烟戒酒；冬天保暖，夏天防暑；不要熬夜；每周保持 3 ～ 5 小时的有氧运动；控制体重，让体质指数保持在正常范围。

做好这些，可以预防 80% 以上的脑中风。

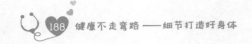

高血压患者日常应该这样做

高血压在我国的发病率特别高。得了高血压以后光吃药可不行，一定要注意日常的生活和饮食习惯。

饮食要低糖、低盐，每天盐的摄入量最好不超过 6 克，糖和碳水化合物尽量也要少摄入。在饮食方面要以高膳食纤维、高蛋白饮食为主。以高膳食纤维为主也就是说，我们要多吃蔬菜和含糖量低的水果。然后多吃一些鱼类、肉类、蛋类、奶类、豆制品，还要吃一些粗粮、杂粮、薯类。

一定要控制好体重。体重太大，会影响血压的控制。

要戒烟戒酒，因为烟和酒对降压药物的药效有减低作用，而且酒精还有可能跟降压药物结合，产生不良反应。

要进行适量的运动，比如慢跑、骑自行车、跳广场舞，但是要注意运动不要太剧烈。还有要注意运动的时间最好不要在早晨，因为早晨的血压比较高，早晨起来心脑血管疾病的发病率也比较高。可选择在下午或者晚上进行适当的锻炼。

要保持心情舒畅。心情不好，血压也会升高。

要保持良好的睡眠习惯，好好睡觉。

应对高血压的六个误区

高血压患者除了控制体重、戒烟限酒、少吃盐以外，还有哪些需要注意的吗？以下是 6 个有关于高血压的误区，以后别再"踩雷"了。

误区一：高血压没有办法预防

很多人认为高血压有遗传性，所以只要近亲有高血压，就会觉得自己做什么也没用，早晚都会得这个病。这个想法完全是错误的。虽然你的近亲患有高血压，但并不代表你一定会得高血压。健康的生活方式还是可以降低患病风险的。

误区二：低盐饮食就是炒菜少放盐

这只是一方面，我们还要注意少吃一些高盐的调味料，比如说酱油、蚝油等，还要少吃腌肉。一些钠含量高的食品也要少吃。

误区三：高血压没有症状就不用管

血压如果不好好控制，会损伤全身的大小血管，导致心脑血管病变、肾功能异常等，一旦出现了症状，就错过了控制高血压的最佳时机。

误区四：有症状才是高血压

很多人在高血压早期没有任何症状，甚至不知道自己患有高血压。

其实高血压可以在没有任何症状的时候破坏我们的动脉、心脏等，一旦出现症状，就是心梗、中风等急症，所以高血压又被叫作"沉默的杀手"。

误区五：医生给我量了血压就够了

正常人的血压在一天之内会有波动，更别说高血压患者。医生给你测的只是当时的血压，我们应该自己在家里做好监测记录，然后拿给医生，给医生更直观的信息。但是血压计的质量一定要好，测血压的方法一定要正确。

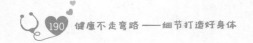

误区六：血压正常就可以停药了

要记住原发性高血压目前还没有根治的办法，大多数患者需要终身服药。血压正常是药物控制的结果，并不是说你被治好了，一旦停了药，血压很可能就会反弹。有些药物停用还会出现严重的停药反应。所以自己千万不要随便停药，就算给药物减量也需要咨询专业的医生后才可以。

糖尿病治疗常见的五个误区，你中招了吗

糖尿病是我国高发的慢性疾病。下面这些误区很多人不知道。

误区一：饮食控制和运动锻炼太随意

有的人认为糖尿病治疗，吃药就好，这是错的。糖尿病患者不仅要控制饮食，还要配合运动，才能有良好的治疗效果。有的人认为饮食控制就是少吃、不吃主食。这也是错的。我们在限制食物的总热量的同时，要保持营养平稳。如果过度节食，容易引起营养不良，还会诱发低血糖，而低血糖还可能引起血糖的反跳性升高，没法让血糖平稳。还有的人认为"无糖食品"可以随便吃，不会升高血糖。大错特错！像一些无糖饼干、无糖藕粉，虽然无糖或少糖，但仍含有很多淀粉，如果吃太多，血糖一样会升高。

误区二：相信有药能根治糖尿病

不管是偏方还是祖传秘方，目前都没有能根治糖尿病的方法。别随便抛弃正规的治疗方案，小心得不偿失。

误区三：拒绝药物治疗，尤其是胰岛素

糖尿病是慢性疾病，需要终身治疗。一些刚刚被诊断为糖尿病的糖友可能很难接受，不愿意用药降糖，希望只通过饮食和运动来控制血糖。这种想法是不对的。糖尿病的任何阶段都需要通过口服降糖药或胰岛素来强化降糖治疗，这样才能有助于延缓和避免并发症的出现。

如果在接受一段时间的药物治疗后，血糖控制得还不错，可以在医生的指导下减药甚至停药，然后通过饮食和运动控制血糖。但是要记住，必须坚持监测血糖，发现血糖不稳，要及时复诊。

误区四：急于降糖，频繁换药

很多糖友为了血糖降得快，吃药没几天，要么随意加量，要么加用其他降糖药。这种做法很危险，容易出现矫枉过正，引起低血糖，甚至出现低血糖昏迷。要知道，有些降糖药物服用半个月到 1 个月才会达到最大的降糖效果。所以，服药要在医生的指导下进行。

误区五：认为血糖越低越好

很多糖友只关注高血糖，却忽视低血糖的危害，认为血糖越低越好。其实，低血糖的危害高于高血糖，尤其对于老年糖友来说。

什么是低血糖？就是血糖低于每升 2.8 毫摩尔。经常发生低血糖的糖友，大脑和心脏都会受影响，甚至诱发心肌梗死、脑卒中等急症。所以，血糖并不是越低越好，应该谨遵医嘱。

特别提醒

血糖降至正常后，别擅自停药。糖尿病目前无法根治。血糖恢复正常，并不代表糖尿病痊愈。如果擅自停药，容易引起高血糖的反复和病情的恶化，到时再恢复原来的药物和剂量进行治疗，往往效果就不好了，反而要加大剂量或需要多种降糖药物、胰岛素进行联合治疗，给糖友带来更大的负担。

肩膀疼可能没那么简单

肩周炎是指累及肩关节周围的肌肉、肌腱、关节囊以及滑囊的慢性损伤性炎症。很多人上了 40 岁就开始肩周炎发作，疼痛剧烈，而且常常昼轻夜重，关节活动受限。平时注意适当运动才能防患于未然。

你以为肩膀疼只是你的肩周炎犯了吗？其实还有可能是其他部位的疾病反射疼。比如心绞痛、胆绞痛，这两种疾病具有放射痛的特点，可导致左肩部甚至牙齿疼痛。

还有一部分恶性肿瘤，也可以引起肩膀痛，如肺癌、乳腺癌、肝癌，会引起肩部疼痛。

不要以为肩膀痛就一定是肩周炎，它很可能是多种疾病的信号。如果出现长时间的持续疼痛，一定要及时就医以免耽误病情。

汗流浃背，有可能是病

你爱出汗吗？爱出汗有可能是病，我们应该学会分辨。在天气炎热的时候，出汗是正常的。但如果在气温低的情况下你也出汗，不管是冬天还是夏天，稍微动一动就会出汗，而且汗流浃背，一拧衣服都能拧出水来，这个就有可能是多汗症，建议去医院做个检查。

还有一些情况也会出现多汗的现象。比如低血糖，一般是在饥饿的状态下会出汗，并且还有脸色苍白、心慌、手抖等状况。这个时候，我们赶紧吃个糖块、面包、馒头或喝碗糖水都能很快解决。如果你长期反复出现这种情况就要去医院做个检查了。还有一些内分泌系统的疾病，比如甲亢、糖尿病都有可能导致多汗。当然，我们也一定要去医院做检查之后才能确诊。

脑出血：发现先兆能救命

冬春交替的季节，脑出血特别常见。肥胖、高血压、糖尿病、高血脂、心脏有问题的人一定要注意了。脑出血的急性发病死亡率在 30% ～ 40%。在脑出血发病以前会有 8 大症状。这 8 大症状你必须要知道，能救命。

第一，突然发生比较剧烈的头痛，或者长期的头痛突然加重了，并伴有恶心、呕吐、口吐白沫。

第二，突然出现肢体麻木、不灵活，或者摔倒，甚至一侧偏瘫。

第三，在跟别人说话的时候突然说不出话了，或者说话含混不清，又或者听不懂别人在说什么。

第四，看东西眼睛有重影或者眼睛胀痛，或者眼球结膜下有出血。

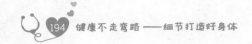

第五，经常反复性地鼻出血。

第六，原因不明的困、打盹儿、爱睡觉。

第七，突然感觉头晕，天旋地转。

第八，突然感受到剧烈的头痛，并伴有颈部、背部肌肉的痉挛和僵硬。

如果出现了以上症状，千万不要惊慌，应马上拨打120。如果患者已经昏迷的话，要将他摆成侧卧位，如果嘴里有分泌物，赶紧清理干净，避免引起窒息。有一个重要提醒：一旦发生这样的情况，一定不要随意搬动患者，要等待医生来进行处理，才能最大限度地减少不良后果。

HPV 疫苗都要打吗

如果女性朋友还在纠结要不要打宫颈癌疫苗（HPV 疫苗），那我告诉你：宫颈癌是目前唯一一个可以通过接种疫苗来预防的癌症。你说要不要打呢？答案当然是肯定的。打什么样的疫苗要根据情况来选择。

第一看年龄

二价和四价 HPV 疫苗适合接种的年龄是 9 ~ 45 周岁，9 价疫苗建议 16 ~ 26 周岁的女性接种，满 27 周岁就不建议接种了。

第二看库存，看看能不能约上

目前全国部分接种门诊中，二价的 HPV 疫苗还是比较充足的，四价和九价比较紧缺，需要预约。

在年龄符合的前提下，我建议能约到什么就打什么，不要无限期地等。因为你永远不知道，感染病毒和疫苗产生的抗体，哪一个会先来。

如果接种了二价的 HPV 疫苗，虽然还可以接种四价或者九价的疫苗，但性价比不高。就像吃饭，你已经吃了一小碗，吃完感觉不饱，再吃只有大碗的了，你吃不完会浪费，不吃又感觉没吃饱，就挺尴尬的。

目前的 HPV 疫苗不是全价疫苗。临床常见的高危型 HPV 病毒有 20 种左右，但是疫苗最高是 9 价，并不能预防所有病毒。疫苗的保护率也不是百分之百。也就是说，就算接种了 9 价 HPV 疫苗，也要洁身自好，更不能忽略宫颈癌筛查，一定要定期做 HPV 筛查。

健康不走弯路
——职场人的健康作息表

06:00 正确的起床姿势

对于很多上班族来说，早晨的时间很有限，所以经常要跟时间赛跑，因此往往也会有一些不好的习惯伴随着大家。我给大家总结了三个起床时常见的误区。

误区一：醒来后立即坐起

一觉醒来马上起身下床，有时会感到一阵头晕目眩。早晨起来后，身体从朦胧状态转入正常状态需要一定的时间，如果马上坐起来，可能会导致血流不能及时将氧气传到大脑，就容易出现头晕眼花等不适，中老年人还容易发生心脑血管疾病等意外。

所以醒来后先别急着坐起来，可以安静地躺会，伸伸懒腰，活动一下手脚，然后再起来。

误区二：起床后立即小便

有时候晚上水喝多了，清晨就会被憋醒。如果着急起身去厕所，常常会感到头晕。睡眠时，人体代谢水平缓慢，各项生理机能运转都会降低，如果突然下地去厕所，膀胱快速排空，会诱发低血压，引起大脑短暂性供血不足，甚至会导致排尿性晕厥。在天气寒冷的冬季，早上是突发心梗、脑卒中的高发时间段。尤其中老年人被尿憋醒后立即起床上厕所真的很危险。

如果起床时憋尿很厉害，无论男女，最好坐在马桶上小便。不管坐着还是站着小便，最好先排一半，憋住另一半等一会儿，没有头晕等不良反应再排剩下的一半。这样可防止因迅速排空膀胱导致低血压，引发不良后果。

误区三：起床后马上进食

虽然经过一夜安稳的睡眠你已经清醒了，但是你的胃还处于半梦半醒的状态。它需要至少半个小时才能彻底地调整过来。而且清晨的唾液和胃液分泌量相对较少，如果马上进食可能会导致消化不良。所以早晨起来洗漱完后最好先喝一杯牛奶或者一杯水，然后再进食。

07:00 早晨洗头好不好

有人很纠结早上洗头好还是晚上洗头好。其实，看你个人习惯就好。有的人喜欢早上洗，觉得洗完清爽一整天。但早上洗头有几点需要注意：不要一起床马上就洗头。早起血液循环比较慢，血管一扩张，洗头就容易头疼、头晕，最好起床半个小时后再洗。也不要用冷水洗头，因为冷水不仅洗不干净，而且容易刺激头皮，起头皮屑。还有就是一定要把头发吹干再出门，小心感冒。

经常洗头会导致脱发吗？要知道，洗头本身不会让头发掉得更多。它只是让那些已经快要掉落的头发离开头皮罢了。一般来说，正常人每天会掉落 100 根左右的头发。

那几天洗一次头最合适呢？如果是油性头发，建议隔一天洗一次。如果头发非常油，每天洗也是没问题的。对于干性头发，就少洗几次，一个星期洗 1 ～ 2 次比较合适，建议可以配合使用护发素。如果是不干也不油的头发呢？这就看你对自己形象的要求了。

07:30 不吃早餐的"好处"

很多人早晨上班时间比较紧张，所以就把早餐给省了，养成了不吃早餐的习惯。你知道不吃早餐的"好处"吗？我偷偷告诉你，好处就是能省钱，能增肥，会造成低血糖，最后可能还会获得几枚坚硬的胆囊结石。所以不吃早餐，危害很大。每天上午 7～9 点，是人体激素分泌最旺盛的阶段，胃肠蠕动也比较快，此时吃早餐有利于吸收。如果你不吃早餐的话，中午可能会吃得更多，造成胃肠功能紊乱，甚至肥胖。而且不吃早餐，会导致胆汁分泌异常，容易得胆结石、胆囊炎，还容易诱发低血糖。长期不吃早餐的话，还容易导致免疫功能下降，加速衰老。你看，不吃早餐倒是省事了，钱也省下了，但是身体也垮掉了。

当然，也有人好几年不吃早餐，也没怎么样。如果你是属于从来不吃早餐的，那你就一直都别吃。相反，如果你有吃早餐的习惯那就坚持下去。因为保持我们自己的饮食习惯，也很重要。

吃早餐其实很简单，比如喝杯牛奶，补充高蛋白；或者吃些豆制品、鸡蛋、肉包子、杂粮粥都可以，尽量少吃油炸、高脂肪、高糖的食品。

07:50 口罩的正确使用方法

随着新型冠状病毒的出现，戴口罩已经成为保护自己和他人的一个基本手段。戴口罩不仅可以防止喷射飞沫，减小飞沫量和喷射速度以及范围，还可以阻挡飞沫中的病毒，防止佩戴口罩的人吸入病毒。

但是千万不要以为戴了口罩就不会被传染病毒了。戴口罩是有讲究的，如果戴错了，就起不到防护作用。那应该如何正确佩戴口罩呢？

1. 先洗手，注意尽量不要接触口罩内侧，避免口罩被污染。

2. 首先根据颜色来区分口罩的正反。一般来说，颜色稍浅的一面是内侧，应该靠近口鼻，颜色深的一面朝向外。其次根据是否有金属条来区分口罩的上下。有金属条的一端是口罩的上方，另一端为口罩下方。

3. 佩戴时，将口罩褶皱部分全部拉开，使口、鼻、下颌完全包住，然后沿着鼻梁的曲线压紧鼻夹，使口罩与面部完全贴合，形成一个密封的状态。这样口罩的防护效果才发挥得最好。

08:00 上班通勤路上能干点啥

你们是否也要每天经历漫长的上班路途？在等车或者坐车的时候我们不防练习一下提肛运动。

提肛运动虽然不如跑步、跳绳等运动常见，但是它对我们身体健康的好处却一点不比跑步等运动少。

提肛运动对我们的身体有哪些好处呢？

1. 提肛运动对女性有很多好处。女性长期做提肛运动，可以增强盆底肌群的收缩能力，改善盆底肌群的血液循环，能极大地缓解静脉淤血，尤其是对产后女性更有利，能够有效避免因漏尿导致的尴尬，还可以预防子宫下垂。

2. 对男性来讲，提肛运动能够有效预防前列腺疾病。它能够促进局部血液循环和代谢，增强盆底肌肉，促进排尿，并且还有助于维持正常的男性生殖功能。

3. 坚持做提肛运动还能够预防和缓解便秘、痔疮等肛肠问题。

如何正确进行提肛运动呢？

提肛运动方法很简单，无论站着、坐着还是躺着都可以进行。首先深吸气的同时收紧腹部，然后向上提收肛门，然后屏住呼吸坚持 5 秒左右，接着均匀呼吸放松 10 秒。一般每次做 20 ～ 50 遍，每天 3 ～ 4 次就可以了。要注意的是，做提肛运动时要做到有规律地深吸气、呼气，不要一直憋气。

虽然提肛运动的好处很多，也很简单，但并不是所有人都适合做提肛运动。对于患有痔疮或其他肛门周围疾病的人来说，做提肛运动不仅不能缓解，反而可能影响恢复。

09:00 劳逸结合地工作，健康又高效

长期处在过度紧张的状态，不仅使我们的工作效率低下，对我们的健康也会产生致命影响。所以不要把加班当成"家常便饭"，要做到劳逸结合，才能事半功倍。

想要健康又高效地工作，我们首先要学会放松。适当休息有助于缓解疲劳、放松心情、恢复体力与脑力，提高我们的工作效率。

其次我们还可以进行适量的运动。适量的运动可以使人精力充

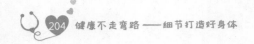

沛，改善睡眠，降低心血管疾病发生的风险，使血流更通畅。

所以说，劳逸结合不仅能事半功倍，还有利于我们身心健康。做到张弛有度，才能更好地享受人生。

10:00 预防"鼠标手"

长时间办公后，你的手有没有发酸、不灵活的表现呢？如果有，那就要注意了，这很有可能是"鼠标手"。

"鼠标手"又叫作腕管综合征，主要是与手腕关节长期密集、反复和过度地活动有关。它虽然没有被证明是否与长时间使用鼠标有关，但是我们还是需要格外注意。

"鼠标手"主要表现为食指和中指僵硬、疼痛、麻木，拇指肌肉有无力感；夜间或清晨会出现疼痛加重的现象，白天适当活动或者甩手后，疼痛就会减轻。

大家注意了，如果出现以上症状一定要及时休息、就诊，不要忽视，因为"鼠标手"严重时甚至有可能出现永久性损伤。

教给大家几个预防"鼠标手"的小妙招：

①多做手部运动

如伸展手指，它可以在提高手部协调性的同时，适当放松手腕部。

②养成休息的习惯

工作时，大家每 30 ～ 60 分钟应适当活动一下手腕，避免手腕承受过久的压力。还可以适当做一些握拳、捏指等动作，有效放松手腕。

③选接触面宽的鼠标

接触面宽、弯曲度大的鼠标有助于我们将力量分散在鼠标上。

④鼠标位置

鼠标可以放置在键盘的前方，移动鼠标时尽量用肘部，不要用手腕部发力。还要注意移动鼠标时，使手腕伸直，手臂不要悬空。

⑤键盘的位置和高度

键盘的高度应该与鼠标一致，靠近键盘或使用鼠标时应低于坐着时候的肘部高度。键盘的位置可以放在身体正前方，这样可以预防腕管受到过度牵拉。

⑥正确的坐姿

键盘应该摆在身体的正前方，预防腕管受到过度牵拉。并且在手臂自然下垂时，肘关节的高度最好就是键盘和鼠标摆放的高度。

11:00 办公室颈椎保健操

随着大家生活方式的改变，现在越来越多的人长期低头伏案工作。这也是颈椎病的发病越来越提前的原因。

长期伏案工作的人如何预防颈椎病呢？

首先，避免长期保持低头的姿势，工作 1 小时左右就需要改变一下姿势，放松一下肩颈，等肩颈部疲劳消失后再继续工作。而且使用电子类产品时，要保持视线与电子屏幕持平或略微仰视 5° ～ 10°。其次要注意避免颈部受凉，尤其是在夏天，应避免风扇或者空调直吹颈部。

下面给大家准备了几个在办公室也能用的小妙招：

第一，选择一条布绕在颈部后面，双手在颈前抓住两端，手和颈部同时做对抗运动，每次坚持30秒，每天可以做2～3次。

第二，背部贴墙而立，下巴往下内收，眼睛目视前方。然后将双臂打开，尽量让手臂贴于墙面，双臂沿着墙面往上伸展。注意过程中不要耸肩。

想要保护好颈椎，不仅要在工作时注意，也要在平时生活中避免一些不良习惯。比如玩手机、看书、看电视时，不要一直低着头，更不要躺在床上看；睡觉时避免使用过高的枕头，因为枕头过高会改变颈椎的生理曲度，加大颈椎病的患病概率。中午午休时，尽量不要趴在桌子上睡，以免使整个脊椎承受很大的压力。

12:00 午餐：隔夜菜到底怎么吃才健康

现在很多上班族都选择自己带饭，前一天晚上多做一点儿，第二天的午饭就有了。虽然这样的隔夜饭可能口感不会下降多少，但是饭菜里的营养还是会流失，并且饭菜可能会产生一些有害的物质。

那隔夜菜怎么做才能更健康呢？

1. 做完饭后直接装盒，尽量减少翻动，这样可以减少亚硝酸盐的产生。

2. 适当多做一些肉蛋类的食物，因为这类食物放置一晚上后产生的亚硝酸盐要比蔬菜类的少很多。当然如果想吃蔬菜的话可以做一些瓜类的蔬菜，如西葫芦、黄瓜等。因为做熟的瓜类蔬菜放一晚上产生的亚硝酸盐比根茎类的蔬菜少。

3. 冷藏保存。如果不冷藏保存的话，饭菜中容易滋生细菌，其中可能会有不少有害细菌，它们会还原食物中的硝酸盐，导致食物中产生更多的亚硝酸盐。

最后要提醒大家，剩菜剩饭还是要尽量少吃。

12:30 正确的午休让你更精神

你有睡午觉的习惯吗？我们都知道睡午觉有助于恢复体力，但是，不正确的午休习惯对我们身体反而有害。

如何正确午休呢？

①午休的时间

午睡的时间最好控制在半小时以内，最多不要超过 1 个小时。因为午休时间过长可能会导致血糖、血压等指标升高，会提高糖尿病、脂肪肝和中枢性肥胖的患病概率。

②午睡的姿势

很多人喜欢趴在桌子上睡，但是你们有没有觉得每次醒来都会头昏眼花，没有力气？这是因为趴着会减少头部的供血。如果你用手当枕头还会让眼球受压，诱发眼病也是有可能的。而且趴着睡觉会压迫胸部，还会影响血液循环和神经的传导。

如果有条件的话我们最好还是躺着睡，而且是仰卧。还有研究显示，饭后睡午觉，皮下的毛细血管扩张，血流量增加，血液会涌向消化器官和大脑争抢供血，有诱发脑梗塞的风险。建议有条件的话，最好把午睡的时间改到午饭前，这样甚至比饭后午睡 2 个小时更让人感到轻松。

14:00 工作不能只顾眼前，也要看一看远方

眼睛是人们认知世界的窗户，但现在周围戴眼镜的人越来越多，尤其是许多青少年和在电脑前工作的上班族。过度用眼会导致眼睛干涩、充血，严重的还可诱发眼部疾病，所以工作不能只顾眼前，也要看一看远方。

那么保护视力的具体措施有哪些呢？

1. 健康的生活习惯

应在连续用眼 1 小时左右时到户外远眺 10 ～ 15 分钟，让双眼有充分的休息时间，以减轻眼球肌肉紧张。如果能做到"3 个 20"会更好。即：每用眼 20 分钟就向 20 英尺（约 6 米）外眺望 20 秒钟。还要多吃新鲜蔬菜，尤其是富含维生素 A 的胡萝卜。

2. 做传统的眼保护操

采取坐式或仰卧式均可，将两眼自然闭合，然后依次按摩眼睛周围的穴位。要求取穴准确，手法轻缓，力度以局部有酸胀感为宜。

3. 定期检查视力

定期检查视力可以有效预防视力下降，如果发现视力状况有变化，可以及时针对视力下降的原因做一些调整。

15:00 坐出来的危害

如果你连续静坐超过 90 分钟，或者一天当中累计静坐的时间超过 8 个小时，那你就需要注意了！

久坐已经被世界卫生组织列为日常生活当中的四大致死因素之一。所以，千万不能久坐。

久坐具体有什么危害呢？

1. 久坐会导致颈椎和腰椎间盘退化、肌肉疲劳、筋膜炎等。这是由于人体坐下的时候与正常站立时相比，脊柱承受的压力会大几倍。所以久坐容易引起颈部及腰部肌肉劳损、椎间盘突出等疾病。

2. 久坐使得脂肪容易沉积，人会容易长胖，这在给心脑血管带来负担的同时还会使人容易出现高血脂、高血糖、脂肪肝、高尿酸等问题。

3. 久坐的时候，坐姿往往都没那么标准，不良坐姿维持久了，颈椎就容易发生病变，久而久之便会患颈椎病。

4. 久坐还会导致人体的免疫力下降。

5. 久坐容易导致直肠静脉压力增加，使得直肠周围的静脉血管出现充血从而导致痔疮。

生命在于运动，久坐危害健康。看到以上这些危害，你还敢久坐吗？你可以在工作学习之余给自己设置一个闹钟，每半小时左右就站起来活动活动，保护自己的身体。

16:00 工作再急，也要内急优先

在工作中，很多人常有先忙完手头的工作再去上厕所的想法，或者有些是因为工作太忙而不得不憋尿。殊不知长期憋尿对身体的危害远比你想象的要大得多。

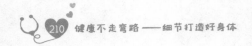

1. 泌尿系统结石

长期憋尿使尿液不能及时排出体外会导致尿液中的尿酸盐和钙等物质沉积，久而久之，就会形成泌尿系统结石。尤其是有过肾结石病史的人，患泌尿系统结石的风险更高。

2. 尿路感染

有研究调查表明，长期憋尿会导致大量细菌在尿路聚集，使尿路感染的发生率较正常人高 12 倍。

3. 尿频、尿失禁

长时间憋尿会损伤膀胱肌肉组织，使膀胱逼尿肌收缩能力减退，从而导致尿频、尿失禁。

4. 肾炎

长时间憋尿，膀胱内压力会升高，会导致尿液逆流回输尿管和肾脏，而由于尿液中很可能有细菌，所以容易引发肾炎。

17:00 下班记得清洗你的茶杯

对于上班族来说，下班可能是最激动人心的时刻，但是下班再高兴也不要忘记清洗你的茶杯。

我们时常会看到没有清洗的茶杯上有一圈褐色的污渍。这种污渍又叫茶垢，是由于没有喝完或放置时间较长的茶水暴露在空气中，茶叶中的茶多酚与茶锈中的金属元素发生氧化而产生的。不要小瞧了这些茶垢，茶垢中含有很多铅、汞、坤以及亚硝酸盐等物质，都可能损害健康。

去除茶垢小妙招：

1. 小苏打

放一点在有污渍的地方，然后倒入一些热水，静置 15 分钟后用杯刷刷洗。冲洗时间尽量长一点，效果会更好。

2. 食盐或牙膏

可以往茶杯里放少许食盐，或者挤少许牙膏，擦拭之后你就会发现茶杯变得特别干净，和新的一样。

3. 白醋

首先把白醋放在锅里加热，然后倒进茶杯当中。过几分钟之后再用杯刷清洗。

18:00 回家的路再堵，也别堵心

大家有没有经历过下班高峰期堵车？时间一长，就会有不少人心情烦躁、生气。但是不要小瞧情绪给我们身体带来的危害。

在不良情绪的影响下，我们身体的循环、代谢等都会出现障碍，久而久之会导致内分泌功能紊乱，尤其是女性，经常生气会导致月经失调。而且长期存在负面情绪，还会让皮肤老化速度加快，甚至还会对心脏、肺部、肝脏等器官造成损伤。

所以说，笑一笑，十年少，不要再因为堵车而堵了自己的心。

生活中有哪些缓解不良情绪的小妙招呢？

第一，适量地吃一些自己喜欢的食物，这样能让自己感到身心愉悦。还可以吃一些碳水化合物，它具有镇定作用，能够缓解焦虑和烦躁。

第二，运动。运动时心率会加快，血液循环也会加速，这会使

大脑处于兴奋的状态。特别是户外运动，可以与朋友或者陌生人进行沟通、交流，能有效释放内心的压力，缓解暴躁的情绪。

第三，读书，学习，努力提升自己。知识越丰富，你的视野就越开阔，心胸自然也就越宽广。

19:00 在家也能做运动

假期空闲时，很多人喜欢躺在沙发上，什么也不干。从现在开始，每天运动一下，你就会发现运动带给你的好处。

1. 运动能使心跳加速，呼吸频率增快，提高心肺功能。

2. 运动有利于减肥，可以有效燃脂，改善体形。

3. 运动有助于维持骨骼健康。

4. 运动可提高身体素质，促进新陈代谢，提高免疫力。

5. 运动有助于缓解焦虑与抑郁情绪，促进心理健康。

6. 运动能增强记忆力，提高学习工作效率。

下面介绍几个在家也能做的运动：

①开合跳

自然站立，收紧腰腹核心肌肉，跳起时双脚向外，双手举过头顶，下落时手臂快速向下摆向身体两侧，双脚合并（要注意手臂上摆时呼气，下摆时吸气）。

②深蹲跳

腰背挺直，收紧腰腹部，下蹲时双手抱拳，起跳的瞬间发力，手臂配合向下摆。

③平板支撑

两脚之间的距离与肩部同宽，用手肘和脚尖撑起身体，尽量保证身体与地面平行（注意要收紧腹部）。

老人、孕妇等不适合剧烈运动的人或者患有糖尿病、心脑血管疾病、肺部疾病以及其他新陈代谢疾病的人做以上运动前应先咨询医生。

20:00 酒局推不掉怎么办

酒局可以参加，但尽量别喝酒，因为酒喝到肚子里会代谢为乙醛。乙醛是一级致癌物。

如果你实在推不掉，自己又想喝点儿，那就不要空腹喝酒。喝酒之前最好吃点主食，喝点酸奶，不要把白酒、红酒、啤酒等混着喝，更不要混进可乐、雪碧、苏打水等气泡水，因为二氧化碳会加速酒精的吸收，让你醉得更快。想快点解酒，喝酒前后应多喝水，多上厕所。

切记：喝酒前后一周内绝对不能吃头孢、甲硝唑等药物，双硫仑样反应确实能要命。如果你最近吃这类药了，一定不能喝酒。"头孢就酒，说走就走"，这是真的！

21:00 应酬时领导给你夹菜，吃还是不吃

工作应酬时，领导给你夹菜，你吃还是不吃？事实上，不分餐或者聚餐时不用公筷，在疾病面前就相当于"裸奔"，就要承担后果。有 11 位疾控专家做过一个实验：准备 6 道菜，把每道菜分成 2 份，一份用公筷，一份随便夹，实验结果很吓人。不使用公筷的比使用公筷的细菌数量最高高出了 250 倍。这其中有一种生命力极强的细菌叫幽门螺杆菌。它非常顽固，是能在人的胃液中生存的细菌，并且具有传染性。幽门螺杆菌的主要感染方式就是通过口腔传播，一旦感染，往往会引发胃炎、胃溃疡，甚至是胃癌。因此不容小觑，需要我们引起高度重视。所以在吃饭的过程中应保持良好的饮食习惯，实行分餐制，使用公筷夹菜，这样就能有效地降低感染的可能性。

对于食物来说，凉拌菜比高温烹饪的食品所含细菌的数量要高很多，并且低温保存的食物中幽门螺杆菌的寿命相比高温处理过的食物更长。所以我们要尽量吃高温烹饪过的熟食，不要选择长期低温保存的食物。

22:00 加班熬夜怎么降低对身体的伤害

如果你上夜班，不得不熬夜，应怎样降低熬夜对身体的危害呢？

第一，及时休息，缓解身体的压力。

第二，睡醒了之后可以先在床上躺一会儿，然后再起来洗个澡，增进血液循环。

第三，确保身体的营养，一定要吃好。注意，这里说的吃好不是让你吃大鱼大肉，而是吃一些营养均衡的食物，种类可以多一点，量少一点。

第四，中午可以适当地午休一会儿，睡 10 ～ 15 分钟就管用。重点是睡午觉的时候不要趴着睡。

23:00 夜宵到底应不应该吃

很多人喜欢忙完手上的工作再吃饭，于是晚饭直接变成了夜宵，长期这样可不行，容易增加糖尿病、中风的发病风险，还能导致肥胖。

夜间人体代谢能力下降，此时吃很多碳水化合物，会使饭后血糖快速升高，还会使皮质醇升高（就是所谓的压力激素）。另外，如果你晚饭吃得太晚，就会很饿，一饿就容易吃多，而且高油高糖的都想吃，还没等消化完就睡觉。这样会使患糖尿病、中风的风险增加，还容易让人变胖，情绪低落。所以，吃完饭的时间与睡觉时间最少要间隔 3 小时，才能更好地帮助我们的肠胃消化。

如果到了该吃晚饭的点还在忙，可以在办公室放些牛奶、燕麦、坚果、黄瓜、西红柿之类的食物，既健康又方便。

另外，要想身体好，睡前别吃碳水化合物和高糖的食物！

后　记

　　人体是目前已知的最复杂的系统，而医学也有其自身的局限性。目前的医学科学尚不能把人体的奥秘全部研究清楚，很多目前被认为是正确的知识点和结论在未来都有可能被推翻。又因我本人的学识有限，所以虽然我对这本书非常重视，但也只能确保我对待这些内容的态度是严谨的，并不能保证书中内容没有错漏。欢迎广大读者批评指正。

　　由于篇幅有限，实在无法把人体的健康知识全部汇集在一本书中，所以本书只收录了跟日常生活息息相关的健康小知识，跟人体疾病相关的知识将在下一本书中给大家呈现，敬请期待吧。

　　新媒体时代的医生不但肩负治病救人这一重大任务，更应该借助互联网做好医学健康科普。我希望通过这本书的出版，与广大医务工作者一起在新时代拓展我们的工作边界，贯彻"健康中国，科普先行"的方针，践行"疾病预防，大于治疗"的原则，把"治未病"和"治已病"放在同等位置，共同创造这样的未来：

　　人人了解健康的生活方式，男女老幼少生病；

　　人人掌握必备的急救技能，衣食住行更安全；

　　人人拥有科学的健康理念，幸福生活到永远！

刘加勇

2022 年 10 月